Die cerebralen
Anfallsleiden –
Epilepsien

Die cerebralen Anfallsleiden — Epilepsien

Einführung für Patienten und deren Angehörige

Prof. Dr. med. Rolf Degen, Bethel/Bielefeld

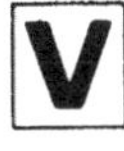

Springer Fachmedien Wiesbaden GmbH

CIP-Titelaufnahme der Deutschen Bibliothek

Degen, Rolf:
Die cerebralen Anfallsleiden — Epilepsien: Einführung für Patienten und deren Angehörige / Rolf Degen.

ISBN 978-3-528-07981-9 ISBN 978-3-663-14180-8 (eBook)
DOI 10.1007/978-3-663-14180-8

Herausgeber: Prof. Dr. med. Rolf Degen
Epilepsie-Zentrum Bethel
Maraweg 21
4800 Bieiefeld 13

Ursprünglich erschienen bei Friedr. Vieweg & Sohn Verlagsgesellschaft mbH, Braunschweig 1988

Konzeption und Realisation: Jürgen Weser, Gütersloh
Herstellung: Gütersloher Druckservice GmbH, Gütersloh

ISBN 978-3-528-07981-9

Inhaltsverzeichnis

Vorwort

Prof. Dr. med. Degen, Bethel/Bielefeld

Nach 30jähriger fachlicher und wissenschaftlicher Beschäftigung mit Problemen der Epilepsie bin ich gern der Bitte des Verlags nachgekommen, eine umfassende Darstellung der cerebralen Anfallsleiden für Anfallskranke und ihre Angehörigen zu schreiben.
Es befinden sich schon einige Broschüren und kleine Schriften im Handel, die — je nach dem Informationsbedürfnis der Leser — unterschiedlich detaillierte Auskünfte geben. Die vorliegende Schrift ist etwas ausführlicher gehalten. Sie wendet sich also vor allem an solche Patienten, die über die genannten Veröffentlichungen hinaus sich noch genauer unterrichten wollen.
In der Sprechstunde zeigt sich, daß dies oft der Wunsch von Patienten und ihrer Angehörigen ist. Nach meiner Auffassung hat der Erkrankte auch durchaus ein Recht darauf, möglichst umfassend über sein Leiden informiert zu sein. Wenn dies zum Nutzen der Patienten gelingt, so ist die Absicht dieser Schrift erfüllt.
Das Büchlein kann als Gesamtdarstellung gelesen werden, kann aber auch zum Nachschlagen spezieller Probleme dienen. Nützlich sein wird es sicherlich auch für Schwestern, Pfleger, Psychologen, Pädagogen und andere Angehörige des medizinischen Personals, die Anfallskranke in irgendeiner Form betreuen.
Autor und Verlag sind stets dankbar für kritische Hinweise der Leser, die bei einer Neuauflage zu Verbesserungen führen können.
Dank gebührt auch Herrn Weser und dem Verlag, die viel Mühe aufgewandt haben, um die Erstellung des Buches zu unterstützen.

Rolf Degen

1. Typen der Krankheit Epilepsie

1.1 Was sind epileptische Anfälle und Epilepsien?

Epileptische Anfälle sind Anfallsereignisse, die durch eine Entladung kleinerer oder größerer Nervenzellgruppen zustande kommen. Abhängig von deren Lokalisation sind die verschiedensten Symptome bzw. Anfallstypen zu beobachten.
Von einer *Epilepsie* spricht man erst dann, wenn sich die Anfälle — in der Regel weitgehend unabhängig von äußeren Einflüssen — wiederholen.
Ein *epileptisches Syndrom* liegt dann vor, wenn eine Kombination verschiedener Anfallstypen mit bestimmten neurologischen, intellektuellen und psychischen Symptomen als Krankheitseinheit gemeinsam vorkommt.

1.2 Ursachen der Epilepsien

Es müssen zwei Epilepsietypen unterschieden werden:
- idiopathische Epilepsien
- symptomatische Epilepsien.

1.2.1 Idiopathische Epilepsien

Bei den *idiopathischen Epilepsien* ist eine Hirnschädigung nicht bekannt und auch nicht zu vermuten, die Kranken weisen daher auch keine neurologischen, psychischen oder intellektuellen Störungen auf. Bei einem Großteil von ihnen spielt der Erbfaktor für die Entstehung des Leidens die einzige bzw. wesentliche Rolle. Dies geht daraus hervor, daß unter den Verwandten dieser Patienten ebenfalls epileptische Anfälle vorkommen, eineiige Zwillinge mit diesem Leiden in einem größeren Anteil an dem gleichen Anfallstyp erkranken und außerdem im Elektroencephalogramm (EEG, s. Kap. 2.7) von Kindern und Geschwistern — seltener auch entfernteren Verwandten — nicht selten Potentiale vorkommen, die auch bei den Kranken selbst zu finden sind.

1.2.2 Symptomatische Epilepsien

Bei der *symptomatischen Epilepsie* sind die Anfälle Folge eines Hirnschadens, der während der Schwangerschaft, unter der Geburt oder in der Zeit nach der Geburt bis zum Auftreten des ersten Anfalls entstanden sein kann. So kann es z. B. durch Erkrankungen der Mutter, Einnahme bestimmter Medikamente und Röntgenbestrahlung während der ersten Monate der Schwangerschaft zu Mißbildungen beim Kind (Embryopathien) kommen, die bei Einbeziehung des Hirns später u.U. zu Anfällen führen. Bei durch bestimmte Erreger hervorgerufenen Erkrankungen in der zweiten Hälfte der Schwangerschaft (z. B. Toxoplasmose, Listeriose, Cytomegalie) sind beim Kind innerhalb der Gebärmutter Hirnentzündungen möglich, die ebenfalls nach der Geburt epileptische Anfälle nach sich ziehen können. Im Rahmen komplizierter Geburten oder Frühgeburten kann es infolge Sauerstoffmangels bzw. Hirnblutungen zu Hirnschäden kommen, die ebenfalls die Ursache epileptischer Anfälle sein können. In der Periode nach der Geburt können Schädel-Hirn-Unfälle, Schußverletzungen, schwere Vergiftungen und Hirntumoren auch Ursachen von Hirnschäden sein, die später cerebrale Anfälle verursachen können. Bei einem Teil der Kranken liegen Hirnschäden vor, ohne daß wir durch die sorgfältige Erhebung der Vorgeschichte deren Ursachen ermitteln können. Man muß in solchen Fällen vermuten, daß z. B. unerkannte Erkrankungen der Mutter während der Schwangerschaft oder ein Sauerstoffmangel unter einer scheinbar normalen Geburt zum Schaden geführt haben. In einzelnen Fällen können auch Stoffwechselstörungen vorliegen.

1.2.3 Vermischung von Ursachen

Trotzdem stellt sich das Problem etwas komplizierter dar: Z. B. findet sich auch bei sog. *symptomatischen Epilepsien* eine etwas erhöhte familiäre Belastung mit Anfällen; bei einigen gesunden Verwandten von Epilepsiekranken wird hirnelektrisch sog. epileptische Aktivität registriert, so daß auch bei diesen Anfallstypen teilweise eine genetisch (erblich) bedingte Anfallsneigung eine Rolle spielt.

Umgekehrt wird vermutet, daß bei einem kleinen Teil der *idiopathischen Typen* exogene (von außerhalb des Körpers kommende) Schäden als auslösende Faktoren für das Leiden angesehen werden müssen.

1.3 Epilepsietypen

Aufgrund der internationalen Klassifikation der Epilepsien hat man verschiedene Gruppen unterschieden (Tab. 1), unter denen die ersten beiden die lokalisierten und generalisierten Epilepsien darstellen.

Lokalisierte Epilepsien sind solche, bei denen aufgrund der Anfallserscheinungen und verschiedener anderer Befunde ein Ursprung der Anfälle in einer bestimmten Hirnregion angenommen werden muß. Im EEG (Elektroencephalogramm, s. Kap. 2.7) finden sich ebenfalls lokalisierte Veränderungen.

Generalisierte Epilepsien zeichnen sich durch Anfälle aus, bei denen von Beginn an das gesamte Gehirn beteiligt ist; die elektroencephalographischen Veränderungen sind daher von Anfang an auf beiden Seiten des Hirns zu sehen.

Beide Gruppen werden nochmals — etwas vereinfacht dargestellt — in idiopathische und symptomatische unterteilt.

Zu diesen beiden wesentlichen Epilepsietypen werden noch zwei Gruppen hinzugefügt:

- lokalisierte und/oder generalisierte Epilepsien
- sonstige epileptische Syndrome.

A. Lokalisierte Epilepsien
- 1. idiopathisch
  - a) Rolandi-Epilepsie
  - b) sonstige idiopathische Epilepsien
- 2. symptomatisch
  - a) einfache lokalisierte Anfälle
  - b) komplexe lokalisierte Anfälle

B. Generalisierte Epilepsien
- 1. idiopathisch
  - a) gutartige Neugeborenen-Krämpfe
  - b) Absencen (Pyknolepsie)
  - c) Juvenile Absencen
  - d) Juvenile myoklonische Epilepsie
  - e) Aufwach-Grand mal
- 2. symptomatisch (und idiopathisch)
  - a) BNS-Krämpfe (West-Syndrom)
  - b) Lennox-Gastaut-Syndrom

C. Lokalisierte oder generalisierte Epilepsien
  - a) Neugeborenen-Krämpfe
  - b) diffuses oder Schlaf-Grand mal

D. Sonstige epileptische Syndrome
  Fieberkrämpfe

Tab. 1: Epilepsie-Typen

1.3.1 Lokalisierte Epilepsien

1.3.1.1 Lokalisierte idiopathische Epilepsien

1.3.1.1.1 Rolandi-Epilepsie

Das wichtigste Anfallsleiden unter den idiopathischen lokalisierten Epilepsien ist die sogenannte *Rolandi-Epilepsie,* die fast ausschließ-

lich erbbedingt ist. Dies geht u.a. daraus hervor, daß aufgrund unserer Untersuchungen 41 % der Verwandten ebenfalls an einer Epilepsie, teilweise auch an einer Rolandi-Epilepsie, leiden und unter den gesunden Geschwistern bei 34 % epileptische Aktivität im Hirnwellenbild nachweisbar ist. Außerdem weisen die Patienten — wie bei allen genetisch bedingten Epilepsien — keine oder keine wesentlichen Persönlichkeitsänderungen, Intelligenzminderungen oder krankhaften neurologischen Befunde — z. B. Lähmungen — auf.
Bei den Anfällen kommt es zu Kribbeln bzw. Taubheitsgefühl im Bereich der Zunge, der Lippen, des Zahnfleischs oder der Innenseite der Wangen einer Gesichtshälfte. Es folgen leichte Verkrampfungen und meist auch Zuckungen im Bereich derselben Regionen einschließlich der Gesichtsmuskulatur derselben Seite. Bei Einbeziehung der Schluckmuskulatur geben die Patienten infolge Speichelflusses und Schluckstörungen gurgelnde oder grunzende Laute von sich. Manchmal finden sich auch Sprachstörungen oder ein kurzfristiger Sprachverlust. Das Bewußtsein ist voll erhalten; manchmal aber können sich unter Bewußtseinsverlust die Erscheinungen auf eine Körperseite, teilweise auch auf den ganzen Körper ausbreiten. Die Anfälle dauern nur Sekunden bzw. Minuten, sie werden erstmals zwischen dem 3. und 13. Lebensjahr beobachtet. Bei 15—20 % der Patienten kommt es nur zu einem einzelnen Anfall, bei anderen ereignen sich Anfälle in großen Abständen von Wochen oder Monaten; selten ist auch häufigeres Vorkommen — z. B. mehrmals täglich — möglich. Bei der Mehrzahl der Fälle werden die Anfälle nur nachts beobachtet. Die Prognose, d. h. die Aussichten für den weiteren Verlauf, sind als besonders günstig anzusehen, da die Anfälle — wie auch die EEG-Veränderungen — spätestens während der Pubertät aufhören und später praktisch niemals mehr vorkommen.
Im EEG sieht man steilere Potentiale (sog. sharp waves), die im sog. Zentro-temporal-Bereich lokalisiert sind (Abb. 1). Sie sind derartig spezifisch, daß oft schon anhand des EEG-Befundes das Leiden erkannt werden kann.
In einem sehr kleinen Prozentsatz sind bei diesen Kranken auch leichte geistige Retardierungen (Entwicklungshemmungen), z. T.

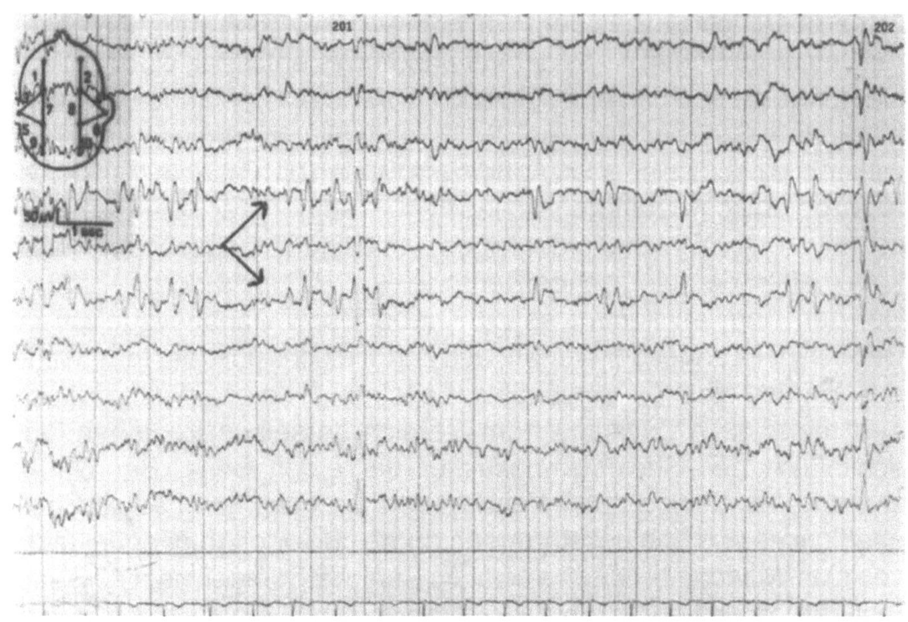

Abb. 1: Lokalisierte epileptische Potentiale bei einer Rolandi-Epilepsie (sharp waves rechts centro-tomporal)

auch leichte Lähmungen, gefunden worden; aber auch bei diesen Kindern ist der Verlauf des Anfallsleidens als günstig anzusehen.

1.3.1.1.2 Sonstige idiopathische Epilepsien

Es gibt noch einige andere gutartige Typen lokalisierter Epilepsien. Wegen ihrer Seltenheit sollen sie aber hier nicht aufgeführt werden.

1.3.1.2 Lokalisierte symptomatische Epilepsien

Diese Epilepsien werden in zwei Gruppen unterteilt:

- einfache fokale Anfälle
- komplexe fokale Anfälle.

Beide Typen unterscheiden sich fundamental dadurch, daß bei ersteren das *Bewußtsein frei,* bei den komplexen das *Bewußtsein gestört* ist. Einfache fokale (von einem Herd ausgehende) Anfälle können aber mit Eintrübung des Bewußtseins in komplexe übergehen, es kann auch eine Ausbreitung zum großen epileptischen Anfall erfolgen. Während grundsätzlich alle Anfallserscheinungen des einfachen fokalen Anfalls auch – bei Störung des Bewußtseins – bei komplexen Anfällen gefunden werden können, kommen Automatismen (automatische Bewegungen oder Handlungen, s. Kap. 1.3.1.2.2) nur bei komplexen fokalen Anfällen vor. Bei den einfachen lokalisierten Anfällen ist fast ausschließlich nur eine Hirnseite betroffen, bei den komplexen können beide beteiligt sein.

1.3.1.2.1 Einfache fokale Anfälle

kann man nochmals in zwei Gruppen unterteilen, nämlich in solche

- mit motorischen Erscheinungen
- mit anderen Symptomen.

1.3.1.2.1.1 Einfache fokale Anfälle mit motorischen Erscheinungen

Bei den Anfällen mit motorischen Erscheinungen kommt es in der Regel zu Zuckungen in einem bestimmten Körperabschnitt (Abb. 2). Bei den sog. *Jackson-Anfällen* (benannt nach einem englischen Nervenarzt) sind am häufigsten Finger und Hand, in abnehmender Häufigkeit Gesicht, Bein und Rumpf beteiligt. Ist ein Mundwinkel betroffen, so ist die Muskulatur nach einer Seite verzogen. Speichelfluß und Sprachstörungen sind die Folge. Die Zuckungen breiten sich von entfernteren Körpergebieten (z. B. einem Finger) nach körpernahen Gebieten (z. B. Oberarm oder Gesicht) der gleichseitigen Körperhälfte aus. Dieser Anfallstyp ist durch lokalisierte Hirnschäden verursacht. Im Erwachsenenalter muß man an einen Hirntumor denken. Die Anfälle sind an kein bestimmtes Lebensalter gebunden. Sie dauern durchschnittlich 5 Sekunden bis einige Minuten, die Anfallshäufigkeit ist unterschiedlich. Intelligenzminderungen und Persönlichkeitsstörungen liegen in der Regel nicht vor, oft kann auch kein sicherer krankhafter neurologischer Befund erhoben werden. Die Anfälle können meist ausreichend gut medikamentös (Carbamazepin, Phenytoin) beeinflußt werden. Im EEG finden sich häufig lokali-

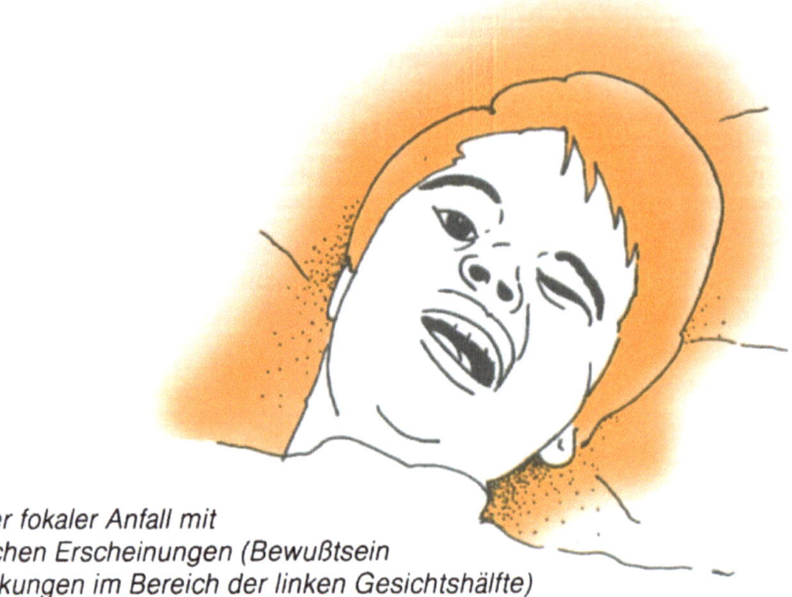

Abb. 2:
Einfacher fokaler Anfall mit motorischen Erscheinungen (Bewußtsein frei, Zuckungen im Bereich der linken Gesichtshälfte)

sierte Veränderungen in einer bestimmten Hirnregion. Nach den Anfällen werden manchmal für eine gewisse Zeit leichte Lähmungen in den beteiligten Körperabschnitten beobachtet.

Neben den sog. Jackson-Anfällen, die sich durch eine Ausbreitung der Zuckungen von einem rumpffernen zu einem rumpfnahen Körperteil auszeichnen, gibt es auch noch Anfälle mit lokalisierten Zuckungen in bestimmten Körperabschnitten, die keine Ausbreitung zeigen; für diese treffen dieselben Bemerkungen wie für die Jackson-Anfälle zu.

Die sog. *Versiv-Anfälle* zeichnen sich durch Drehbewegungen der Augen und des Kopfes, manchmal auch der Schulter, des Rumpfes, der Arme und selten der Beine aus. Dabei wird häufig der Arm, der angesehen wird, seitlich nach oben gehalten und gestreckt, der andere nach rückwärts gebeugt (Fechterstellung). Hinsichtlich der übrigen klinischen und EEG-Befunde ergeben sich keine wesentlich neuen Gesichtspunkte gegenüber den obengenannten fokalen Anfällen.

1.3.1.2.1.2 Einfache fokale Anfälle mit nicht-motorischen Symptomen

Diese Anfallstypen können mit einer Vielzahl verschiedener Symptome einhergehen, von denen hier nur einige erwähnt werden sollen. Die klinischen und EEG-Befunde ergeben keine Abweichungen gegenüber den motorischen Anfällen, so daß sie hier nicht wiederholt werden sollen.

Von einigen Patienten wird während des Anfalls eine *bizarre Haltung* eingenommen, bei anderen zeigt sich der Anfall durch bestimmte *Lautäußerungen* (Brummen, Summen, Sprechen von Silben und auch Worten). Die sog. *somato-sensiblen Anfälle* zeichnen sich durch Kribbeln, Taubheits-, Kälte- oder Wärmegefühl in bestimmten Körpergebieten aus. Die Symptome können sich in manchen Fällen von dort — wie bei den Jackson-Anfällen — ausbreiten. Manche leiden an anfallsweisen *Sehstörungen* wie z. B. Zu-groß- oder Zu-klein-sehen, Zu-fern- oder Zu-nahe-sehen; andere sehen Lichtblitze oder unwirkliche Szenen oder Personen. Ebenso können Symptome seitens des *Gehörs* vorkommen (Sausen, Brummen, Summen, Pfeifen usw.; manchmal wird auch Musik oder Gesang gehört). Auch *Geruchs-* und *Geschmacks*-Wahrnehmungen (süß, sauer, bitter, salzig) werden geäußert. Manche Patienten leiden an anfallsweisem *Schwindel.* Bei den sog. *autonomen Anfällen* können Blässe, Hautrötung, Schwitzen, Magenbeschwerden, Erbrechen usw. auftreten. Auch Sprachstörungen und Symptome wie anfallsweise Furcht oder Ärger kommen vor.

1.3.1.2.2 Komplexe Partial-Anfälle

In etwa $^2/_3$ der Fälle werden diese Anfälle durch eine sog. *Aura* eingeleitet, d. h. kurz vor dem Anfall auftretende Erscheinungen (vom Magen aufsteigendes unangenehmes Gefühl, Enge in der Kehle, Magenbeschwerden, Herzklopfen, Hitzegefühl, Geruchswahrnehmungen, gewisse Symptome beim Hören oder Sehen, manchmal Stimmungen wie Angst, Gereiztheit oder Freude).

Die *Kernphase* des Anfalls zeichnet sich durch eine Bewußtseinsstörung unterschiedlicher Tiefe aus; die Patienten wirken desorientiert, umdämmert oder verwirrt. Oft findet man gleichzeitig sog. Automatismen wie Schlucken, Schmatzen, Lecken, Kauen, Schnüffeln, Reiben, Stampfen, Trampeln sowie auch komplexe Symptome wie Umherlaufen, Ausziehen, Anziehen usw. (Abb. 3). Außerdem werden manchmal Sprachstörungen sowie affektive Störungen wie Unruhe, Abwehr, Aggression, Angst, Furcht, Ärger, Lachen, Erregung usw. beobachtet. In manchen Fällen werden auch Drehbewegungen des Kopfes oder der Augen, öfter des ganzen Rumpfes nach einer Seite, vereinzelt auch — teils mehrmals — Drehbewegungen des ganzen Rumpfes registriert.

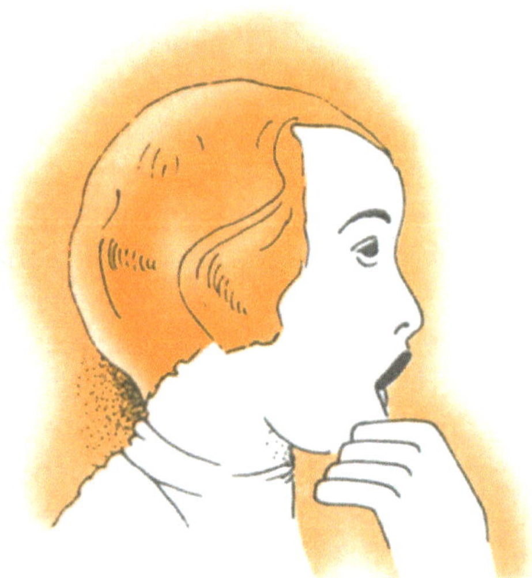

Abb. 3 Komplexer Partialanfall (Bewußtsein getrübt, Augen nach oben gerichtet, Mund automatisch geöffnet, Nesteln am Kinn)

Komplexe Partial-Anfälle sind an kein bestimmtes Lebensalter gebunden, sie kommen — teils in kleinen Serien — mehrmals täglich bis zu Abständen von Wochen und Monaten vor. Die medikamentöse Behandlung (Carbamazepin, Phenytoin) ist nicht immer erfolgreich, in schwereren Fällen kann es zu Persönlichkeitsveränderungen (Verlangsamung, pedantisches Verhalten, erschwerte Umstellungsfähigkeit, gewisse Selbstgerechtigkeit) kommen. Im EEG findet man in den meisten Fällen herdförmige Störungen im vorderen Temporalbereich. Diese Anfälle werden insgesamt nicht selten beobachtet.

1.3.2 Generalisierte Epilepsien

Wie bei den fokalen Epilepsien unterscheiden wir auch bei den generalisierten Epilepsien idiopathische und symptomatische Typen (Tab. 1). Die Definition der beiden Anfallstypen geht aus den Ausführungen in Kap. 1.2 hervor.

1.3.2.1 Generalisierte idiopathische Epilepsien

1.3.2.1.1 Gutartige Neugeborenenkrämpfe

Bereits im *Neugeborenenalter* gibt es idiopathische Epilepsien, die durch lokalisierte, seitenbetonte oder generalisierte Zuckungen, manchmal auch nur durch kurze Atemstörungen charakterisiert sind. Sie sind nicht durch Hirnschäden bedingt, in vielen Fällen finden sich epileptische Anfälle in der engeren oder weiteren Familie. Die Anfälle sind durch Medikamente (Phenobarbital) in der Regel gut zu beeinflussen, hören aber bis zum 7. Lebenstag auch von selbst auf. Nur relativ selten werden später epileptische Anfälle beobachtet, so daß diese Anfälle eine gute Prognose — auch hinsichtlich der intellektuellen Entwicklung — haben.

1.3.2.1.2 Absencen (Pyknolepsie)

Die *einfachen Absencen* („geistige Abwesenheit") zeichnen sich durch einen Bewußtseinsverlust ohne Hinfallen aus. Der Blick ist ins Leere gerichtet, die Augen sind manchmal nach oben verdreht. Tätigkeiten werden unterbrochen bzw. manchmal verlangsamt weitergeführt. Dieser Zustand beginnt und endet plötzlich (Abb. 4).

Bei den *Absencen* mit *zusätzlichen Symptomen* sind außerdem leichte *Zuckungen* im Bereich der Augenbrauen, eines Mundwinkels, der Lippen oder des Kinns zu nennen. Seltener wird ein Nachvornfallen des Kopfes, gelegentlich des Rumpfes sowie ein Herabfallen der Arme und eventuell ein Fallenlassen von Gegenständen beobachtet. In manchen Fällen sieht man eine Rückwärtsbeugung des Kopfes, seltener auch gleichzeitig des Rumpfes; manchmal kommen auch Drehbewegungen vor.

In einigen Fällen werden gleichzeitig sog. *Automatismen,* d. h. auto-

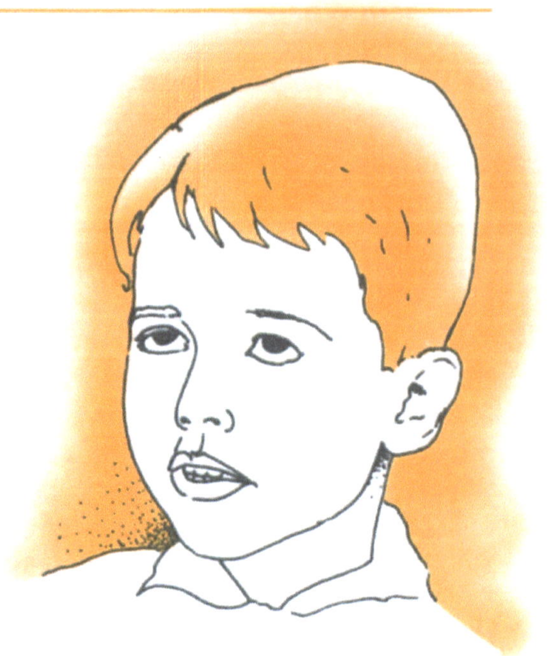

Abb. 4:
Absence (Bewußtsein getrübt, Augen nach oben verdreht)

matische Bewegungen, beobachtet. Sie können eine Fortführung begonnener Handlungen darstellen (Gehen, Spielen, Laufen) oder vorwiegend in der Mundregion lokalisiert sein (Schmatzen, Lecken, Schlucken, Kauen usw.). Aber auch andere Automatismen wie Nesteln, Glätten, Streichen, Winken usw. kommen vor. Selten werden Absencen von Einnässen, Erröten, Erblassen, erhöhtem Herzschlag usw. begleitet.
Absencen sind erbbedingt. Die meisten Anfälle werden bei Kindern im Alter von 3 bis 14 (hauptsächlich 5 bis 6) Jahren beobachtet. Sie dauern 3 — 10, maximal 30 — 50 Sekunden und kommen in der Regel mehrmals täglich vor. Sie treten am häufigsten in den ersten beiden Stunden nach dem Erwachen auf. Die Aussichten, mit Medikamenten (Valproat) Anfallsfreiheit zu erzielen, sind außerordentlich gut. Intelligenz- und Persönlichkeitsstörungen kommen praktisch nicht vor. Oft können weiterführende Schulen (Realschule, Gymnasium) besucht werden, auch ein Studium ist möglich. Im EEG finden sich in allen Hirnregionen seitengleiche regelmäßige Aus-

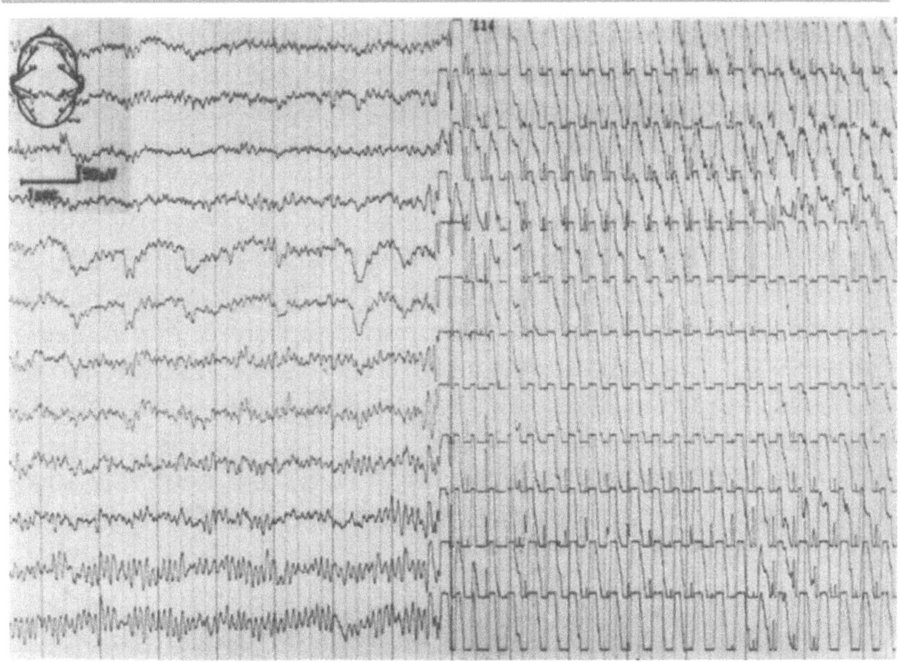

Abb. 5: Generalisierte Ausbrüche epileptischer Potentiale bei Absencen (generalisierte bilateral-synchrone 3—4/sec. spike and wave-Komplexe).

brüche sog. 3—4/sec. spike-wave-Komplexe[1], die parallel zur klinischen Besserung verschwinden (Abb. 5). Dieser Anfallstyp kommt im Kindesalter häufig vor.

1.3.2.1.3 Juvenile Absencen[2]

Absencen, die erst zwischen dem 10. und 17. Lebensjahr beginnen, zeigen keine wesentlichen Unterschiede zu den kindlichen Absencen, werden aber meist seltener — z. B. im Abstand von Tagen — beobachtet. Die Behandlungsergebnisse mittels Valproat sind ebenfalls sehr gut, auch das EEG unterscheidet sich nicht von dem bei kindlichen Absencen. Dieser Anfallstyp kommt seltener vor.

[1] Spitze-Welle-Komplexe
[2] Absencen des Jugendalters

1.3.2.1.4 Juvenile myoklonische Epilepsie (Impulsiv-Petit mal)[1]

Bei der juvenilen myoklinischen Epilepsie finden sich meist beidseitige, in der Regel grobe Zuckungen im Bereich des Kopfes, der Schultern und Arme, selten der Beine. Eine Bewußtseinstrübung läßt sich in den meisten Fällen nicht feststellen. Die Zustände können manchmal durch Lichtreize ausgelöst werden. Das Leiden wird ebenfalls vererbt. Das Erkrankungsalter liegt zwischen dem 8. und 26. (vorwiegend 12. und 18.) Lebensjahr. Die Anfälle dauern nur den Bruchteil einer Sekunde, sie treten meist täglich — teils in kleinen Serien — auf. Die meisten Anfälle kommen nach dem Erwachen vor. Die Aussichten hinsichtlich Anfallsfreiheit (Valproat) und Persönlichkeitsentwicklung sind gut.

Elektroencephalographisch finden sich sog. 3—5/sec. poly-spike-wave-Komplexe[2], häufig durch Lichtreize ausgelöst. Das Leiden wird öfter registriert.

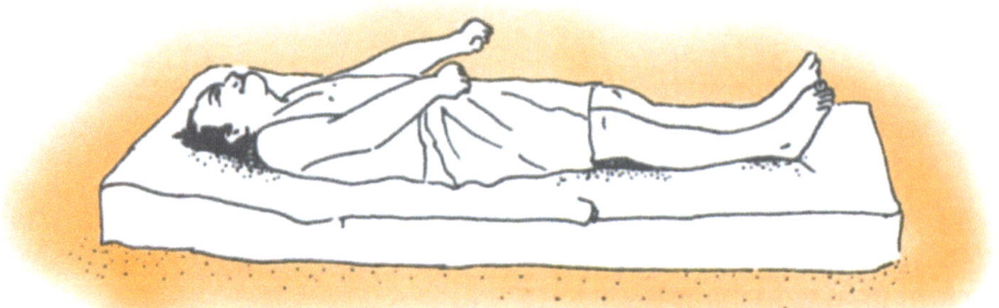

Abb. 6: Generalisierter tonisch-klonischer Anfall = Grand mal; tonische Phase. (Ganzer Körper starr, Gesicht verzerrt, Rückwärtsbeugung des Kopfes; Patient ist bewußtlos)

1.3.2.1.5 Aufwach-Grand mal[3]

Bei diesem Anfallstyp kommt es ohne vorherige Anzeichen zu einem plötzlichen Bewußtseinsverlust mit Hinfallen. Während der ersten 10

[1] Petit mal (frz.), kleiner Anfall

[2] Spitze-Welle-Komplexe mit mehrfachen Spitzen

[3] Großer epileptischer Anfall, der bis etwa 2 Stunden nach dem Erwachen auftritt

bis 30 Sekunden ist der ganze Körper starr *(tonische Phase)*[1], das Gesicht verzerrt, die Augen verdreht, oft werden Atemstörungen mit Blauverfärbung der Haut und Rückwärtsbeugen des Körpers beobachtet (Abb. 6). Häufig sieht man Speichelfluß und Schaumbildung vor dem Mund, seltener Zungenbiß. — Es folgt die sog. *klonische Phase*[2] mit meist groben Zuckungen am ganzen Körper, die am Ende an Häufigkeit ab-, aber an Stärke zunehmen. Die Pupillen sind weit und reagieren nicht auf Licht. Dauer etwa 30 — 60 Sekunden, auch länger. Zuletzt kommt es manchmal zu Einnässen, selten Einkoten. Nach dem Ende des Anfalls ist die Muskulatur schlaff, es zeigt

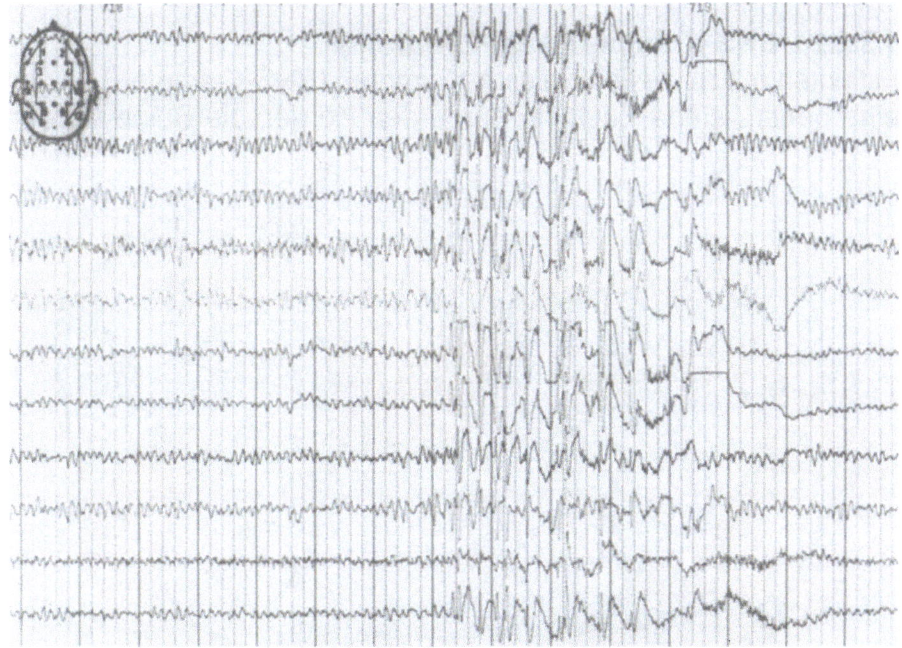

Abb. 7: Generalisierte epileptische Potentiale bei Aufwach-Grand mal (generalisierte relativ bilateral-synchrone 2,5—4/sec. spike and wave-Komplexe)

[1] Phase mit Verkrampfungen

[2] Phase mit Zuckungen

sich röchelnde Atmung, allmählich erscheint wieder eine normale Gesichtsfarbe. Meist besteht noch für Sekunden bis Minuten ein gewisser Verwirrtheitszustand. Schließlich schlafen die Patienten oft einige Stunden. Auch danach klagen sie häufig noch über Müdigkeit, Abgeschlagenheit, Kopfschmerzen und Muskelkater. Die Anfälle werden manchmal durch Absencen eingeleitet, manchmal beginnt der Anfall mit einem sog. Initialschrei[1]. Wie bei den Absencen finden sich im EEG generalisierte, teils etwas unregelmäßige 2,5—4/sec. spike-wave-Komplexe (Abb. 7).

1.3.2.2 Generalisierte symptomatische Epilepsien

1.3.2.2.1 BNS-Krämpfe (West-Syndrom)[2]

Patienten mit Blitz-Nick-Salaam-Krämpfen (BNS-Krämpfen) zeigen eine generalisierte Zuckung durch den Körper, die Beine werden

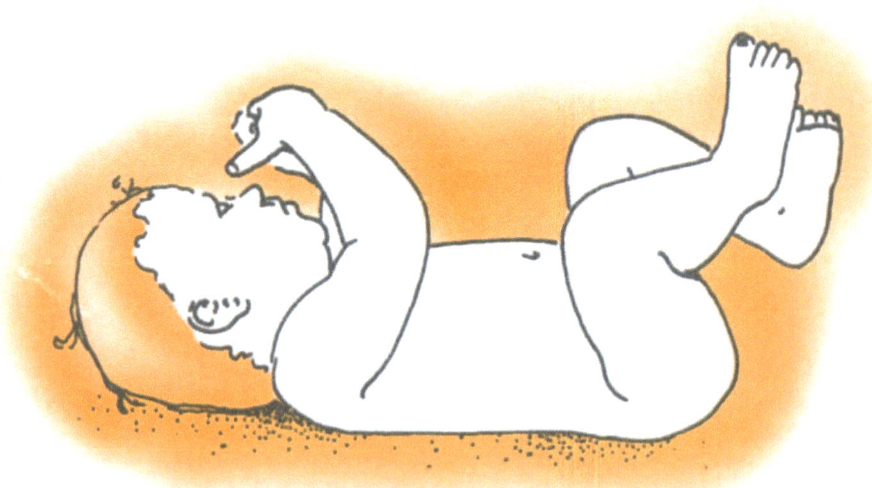

Abb. 8: Blitz-Nick-Salaam-Krampf (Blitzartige Beugung von Armen und Beinen, Arme vor dem Gesicht gekreuzt)

[1] Schrei bei Anfallsbeginn
[2] Benannt nach einem englischen Arzt

angezogen, die Knie gebeugt, Arme werden zur Seite, nach vornseitlich oder nach oben geworfen, dann häufig an den Brustkorb gepreßt. Der Kopf wird oft auf das Brustbein gebeugt (Abb. 8). Die Salaam-Krämpfe dauern etwas länger, beim Blitzkrampf erfolgt oft nur eine Nickbewegung des Kopfes (Nickkrämpfe), teils unter Beteiligung des Rumpfes. Das Bewußtsein ist wegen der Kürze des Anfalls oft nicht zu beurteilen. Der Kranke stößt während oder nach dem Anfall häufig einen Schrei aus.
Die Erkrankung ist meist durch Hirnschäden bedingt, die während der Schwangerschaft, der Geburt oder im Zeitraum nach der Geburt bis zum ersten Anfall entstanden sein können; manchmal können auch Stoffwechselstörungen des Hirns oder Hirnmißbildungen eine Rolle spielen. Bei einem kleinen Teil der Patienten, deren Leiden ins-

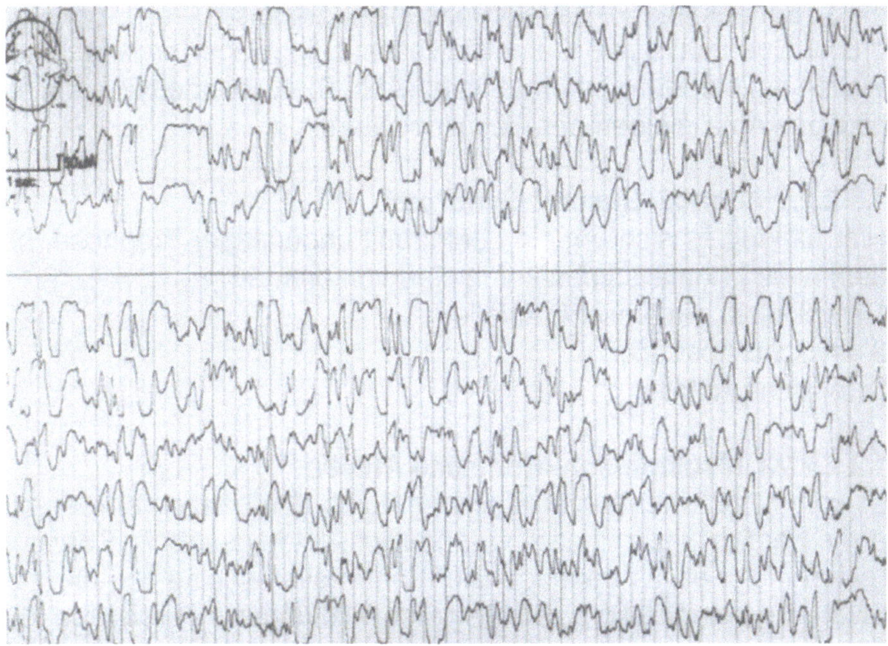

Abb. 9: Generalisierte und diffuse epileptische Potentiale mit eingelagerten langsamen Wellen und unterschiedlicher Seitenbetonung bei BNS-Krämpfen (Hypsarrhythmie)

gesamt günstiger zu beurteilen ist, finden sich solche Ursachen nicht (idiopathische BNS-Krämpfe).
Der erste Anfall wird zwischen dem 3. und 7. Lebensmonat, manchmal auch früher oder später — seltener im 2. Lebensjahr — beobachtet. Die Anfallsdauer beträgt bis 1 Sekunde, bei Salaam-Krämpfen bis 15 Sekunden. Sie ereignen sich 5—15—20mal täglich, manchmal öfter, und treten meist nach dem Erwachen auf.
Die Behandlung erfolgt mit Hormonen oder Benzodiazepinen, allerdings werden nur maximal 50 % dieser Patienten anfallsfrei. Selbst bei Erlangen von Anfallsfreiheit liegen meist eine starke Intelligenzminderung, Persönlichkeitsstörungen und oft schwere krankhafte neurologische Befunde vor (Lähmungen, Koordinationsstörungen[1], zu kleiner Kopf usw.). Bei den wenigen Fällen ohne bekannte Ursachen finden sich wesentlich bessere Befunde, z. T. eine nahezu normale Entwicklung. — Elektroencephalographisch wird ununterbrochen generalisierte Krampfaktivität mit eingelagerten langsamen Wellen registriert (Hypsarrhythmie) (Abb. 9). Es handelt sich um ein häufiges Anfallsleiden des Säuglingsalters.

1.3.2.2.2 Lennox-Gastaut-Syndrom[2]

Hier handelt es sich um ein Leiden mit ungünstiger Prognose, bei dem meist 3 Anfallstypen kombiniert vorkommen:
1. myoklonisch-atonische Anfälle
2. atyische Absencen
3. tonische Anfälle.

1.3.2.2.2.1 Myoklonisch-atonische Anfälle

Es kommt zu einer kurzen Zuckung durch den ganzen Körper, die Arme werden blitzartig nach vorn-seitlich-unten gestreckt, Kopf und Rumpf meist etwas gebeugt. Die Kinder fallen schlagartig hin, der Sturz ist je nach Schwerpunkt nach allen Richtungen möglich (Abb. 10).

[1] Störungen des harmonischen Zusammenwirkens der bei einer Bewegung tätigen Muskeln

[2] Nach einem amerikanischen und einem französischen Forscher benannt; beide haben sich um die Erforschung dieser Erkrankung verdient gemacht

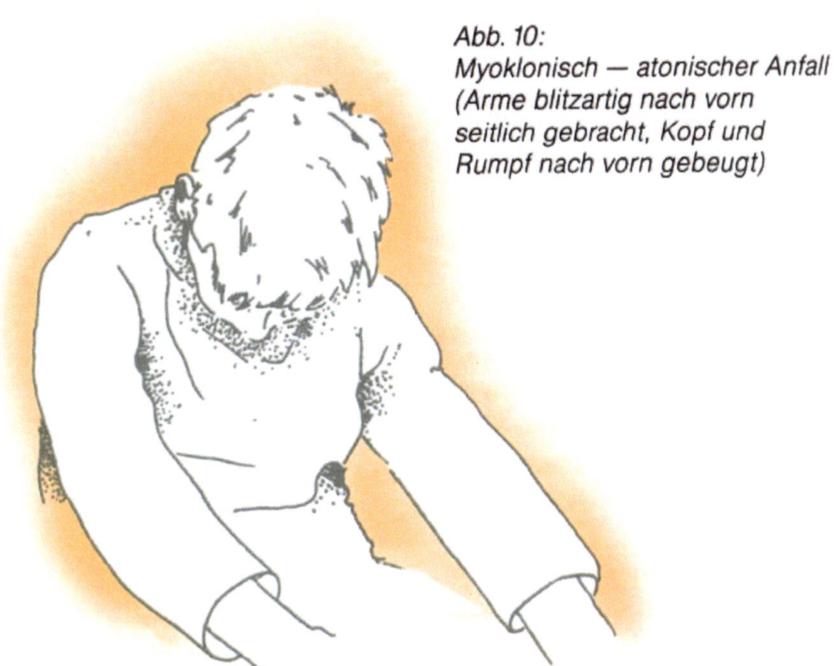

Abb. 10:
Myoklonisch — atonischer Anfall (Arme blitzartig nach vorn seitlich gebracht, Kopf und Rumpf nach vorn gebeugt)

In der Regel können sich die Patienten sofort wieder erheben, manchmal bleiben sie einige Sekunden liegen; während dieser Zeit sind oft noch einige Zuckungen sowie Speichelfluß möglich. Bei Beteiligung des Zwerchfells wird manchmal ein Schrei ausgestoßen (Rufanfälle). Es kommt nicht selten zu Verletzungen beim Sturz (Platzwunden, Nasenbeinbrüche usw.), weshalb manche Kranke einen Kopfschutz tragen müssen. Bei sehr leichten Anfällen ist oft nur der Kopf beteiligt (Nickanfälle), manchmal kommt es nur zum Einknicken in den Knien.

1.3.2.2.2.2 Atypische Absencen

Bei den atypischen Absencen handelt es sich — ohne Hinfallen — um eine Bewußtseinstrübung unterschiedlicher Tiefe, manchmal kommen gleichzeitig leichte Zuckungen der Augenlider bzw. des Mundwinkels vor. In einigen Fällen neigt sich der Kopf etwas nach vorn, gelegentlich wird Speichelfluß beobachtet.

1.3.2.2.2.3 Tonische Anfälle

Bei den tonischen Anfällen[1] kommt es zu einer Verkrampfung der gesamten Muskulatur, bei längerer Dauer werden öfter feine Zuckungen (Zittern) beobachtet. Diese Verkrampfung beginnt manchmal im Bereich des Kopfes und schreitet nach unten fort (axiale Anfälle), bei anderen Patienten ist von Anfang an der ganze Körper beteiligt (globale Anfälle). Eine Seitenbetonung ist möglich, gelegentlich wird eine Aufrichtung des Körpers vom Liegen beobachtet, in Einzelfällen werden nur die Augen leicht geöffnet (Eye opening spells)[2].

Es liegen meist schwerere Hirnschädigungen vor, die während der Schwangerschaft, der Geburt oder nach der Geburt entstanden sein können; es können auch Stoffwechselstörungen des Hirns dafür verantwortlich sein. Manchmal liegen sog. degenerative[3] Erkrankungen vor.

1.3.2.2.2.4 Charakterisierung der drei Anfallstypen des Lennox-Gastaut-Syndroms

Der erste Anfall ereignet sich in der Regel zwischen dem 2. und 5. Lebensjahr, nur selten früher oder später. Die Anfallsdauer von (1) beträgt nur den Bruchteil einer Sekunde (bis maximal 1 Minute), bei (2) wenige Sekunden bis Minuten, bei (3) eine Sekunde bis maximal ½ Minute[4]. Die Anfälle treten meist mehrmals täglich auf, teils in kleinen Serien (1), wenige Male bis häufig pro Tag (2), im Abstand von Tagen bis 250mal pro Nacht, teils nur im EEG sichtbar (3)[4]. Myoklonisch-atonische Anfälle werden vorwiegend nach dem Erwachen, tonische Anfälle fast ausschließlich nachts beobachtet. Die Aussichten hinsichtlich Anfallsfreiheit sind bei (1) und (2) mäßig, bei (3) sind die Anfälle in der Regel kaum beeinflußbar[4]. Die Persönlichkeitsentwicklung ist meist ungünstig; selbst bei Anfallsbeginn normal entwikkelte Kinder bauen oft intellektuell ab.

[1] Anfälle, die mit Verkrampfungen einhergehen.

[2] Anfälle, die mit Augenöffnen einhergehen.

[3] Zur Rückbildung bzw. zum Abbau führend; das betroffene Organ ist dann nicht mehr voll funktionsfähig

[4] (1) myoklonisch-atonische Anfälle (2) atypische Absencen (3) tonische Anfälle.

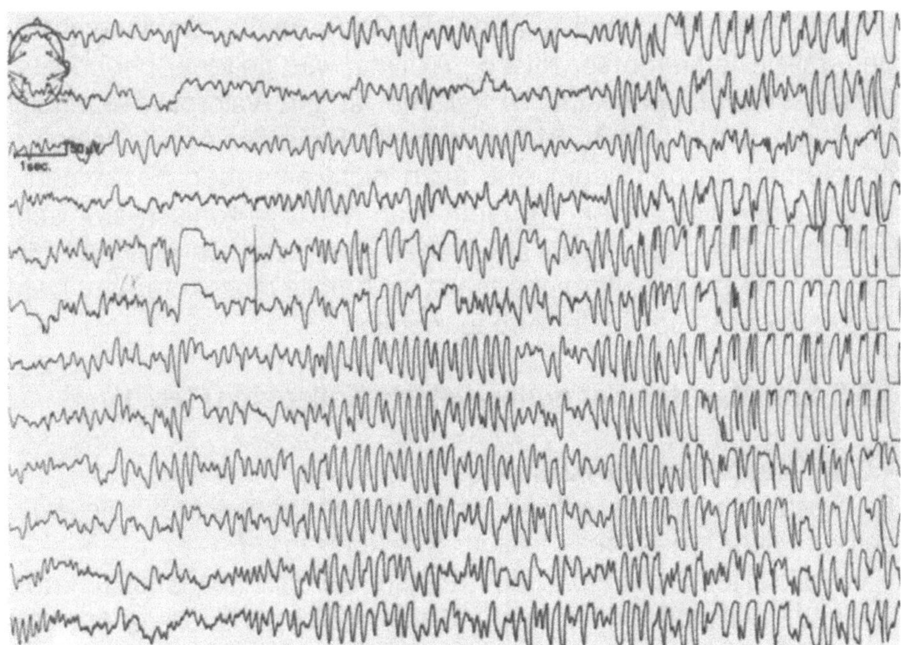

Abb. 11: Generalisierte Ausbrüche epileptischer Potentiale beim Lennox-Gastaut-Syndrom (langsame spike and wave- bzw. sharp slow wave-Komplexe)

Häufig werden erhebliche Intelligenzminderungen, Wesensänderungen und krankhafte neurologische Befunde ermittelt. Im EEG werden neben einer Verlangsamung der Grundaktivität Ausbrüche von generalisierter krampfspezifischer Aktivität, teils mit mehrfachen herdförmigen Veränderungen, registriert (Abb. 11). Dieser Anfallstyp kommt bei 3 — 11 % der kindlichen Epilepsien vor. Die Behandlung, die leider oft nur einen mäßigen Erfolg hat, erfolgt mit Benzodiazepinen, Valproat, Succinimiden oder Hormonen. Bei fast $^2/_3$ der Patienten kommen Anfallshäufungen (Status epileptici) vor, die oft nur als eine Bewußtseinsminderung und Verlangsamung erscheinen.

Neben diesem ungünstigen Typ gibt es einige Fälle mit relativ günstigem Ausgang. Sie weisen zu Beginn der Erkrankung eine normale oder ausreichend normale intellektuelle und psychische Entwicklung auf. Die sog. Grundaktivität des EEGs ist meist altersspezifisch, generalisierte krampfspezifische Aktivität wird seltener beobachtet. Dieser sog. *idiopathische Anfallstyp* ist mit Valproat wesentlich günstiger zu behandeln, so daß bei vielen Patienten Anfallsfreiheit zu erzielen ist. In der Regel sind auch nicht alle oben genannten 3 Anfallstypen vorhanden; oft sieht man nur myoklonisch-atonische Anfälle, z. T. kombiniert mit atypischen Absencen. Bei einigen Kranken können später allerdings tonische Anfälle hinzukommen. Dann ist auch ein intellektueller Abbau möglich.

1.3.3 Lokalisierte oder generalisierte Epilepsien (Tab. 1)

1.3.3.1 Neugeborenenkrämpfe

Es werden *unterschiedliche Anfallstypen* beobachtet, die beim selben Patienten kombiniert auftreten können:

- Lokalisierte Zuckungen, die meist im Bereich des Gesichts oder einer Extremität vorkommen und sich manchmal auch auf eine Körperseite ausbreiten. Die Intensität des Anfalls nimmt oft zu und wieder ab, das Bewußtsein ist meist nicht gröber gestört.
- Sog. Halbseitenkrämpfe, die nur im Bereich einer Körperseite sichtbar werden, z. T. aber die Seite wechseln und mit Kopfbewegungen nach einer Seite einhergehen.
- Zuckungen, die im Körper umherwandern (z. B. von einer Gliedmaße zur anderen, auch z. B. vom linken Arm zum rechten Bein).
- Generalisierte oder lokalisierte (auf den ganzen Körper bzw. auf engumgrenzte Bereiche des Körpers bezogene) Verkrampfungen, erstere vorwiegend bei Frühgeborenen.
- Massive oder weniger intensive Zuckungen im Bereich des ganzen Körpers.
- Minimale Anfallsbilder (z. B. Atemstörungen oder kurzfristiger Atemstillstand; Verdrehen der Augen, Kauen, Speichelfluß).

Diese Neugeborenenkrämpfe sind Folge einer Hirnschädigung (Hirnblutung, Sauerstoffmangel während der Geburt), von Hirnmißbildungen, Infektionen (Hirn- bzw. Hirnhautentzündung) oder Stoffwechselstörungen (Senkung des Anteils von Calzium, Mag-

nesium oder des Zuckers im Blut). Die ersten Anfälle werden meist in den ersten 3 (spätestens 6 — 12) Lebenstagen beobachtet. Anfallsdauer und Anfallshäufigkeit sind sehr unterschiedlich. Etwa 20 % der Kinder versterben in dieser Periode, 50 % weisen später eine ausreichend gute Entwicklung auf. Relativ ungünstig ist die Weiterentwicklung von Neugeborenen, die an Blutungen in die Hirnkammern, Sauerstoffmangel bzw. Infektionen während oder nach der Geburt litten.
Im EEG finden sich nicht selten lokalisierte Veränderungen, die gleichzeitig in verschiedenen Hirnregionen vorkommen können. Derartige Neugeborenenkrämpfe werden häufiger beobachtet.

1.3.3.2 Grand mal (außer Aufwach-Grand mal)

Im Gegensatz zum Aufwach-Grand mal, das erbbedingt ist, ist das diffuse[1] — meist auch das Schlaf-Grand mal[2] — Ausdruck einer Hirnschädigung, die während der Schwangerschaft, der Geburt oder auch nach der Geburt (z. B. nach einer Hirnentzündung, einem Schädel-Hirn-Unfall) entstanden sein kann. Wie bereits beim Aufwach-Grand mal beschrieben (s. Kap. 1.3.2.1.5), kommt es auch bei diesem Typ zu einer tonischen, anschließend einer klinischen Phase.
Der Anfall selbst aber wird nicht selten durch eine Aura (s. Kap. 1.3.1.2.2) eingeleitet. Diese erleichtert es dem Patienten, sich bei deren Auftreten schnell in Sicherheit — z. B. durch Hinsetzen oder Hinlegen — zu bringen. Da die Aura aber nur einige Sekunden vor dem eigentlichen Anfall auftritt, verbleibt für solche Sicherheitsmaßnahmen wenig Zeit. Ansonsten läuft der Anfall weitgehend ähnlich wie der Aufwach-Grand mal ab. Die Anfälle kommen nicht selten gemeinsam mit lokalisierten Anfällen (s. Kap. 1.3.1.2) oder auch atypischen Absencen (s. Kap. 1.3.2.2.2.2), z. T. auch Sturzanfällen, vor. Anders als beim Aufwach-Grand mal weisen Patienten, die an einem anderen Grand mal-Typ leiden, nicht selten Intelligenzminderungen

[1] an keine bestimmte Tageszeit gebunden
[2] nur im Schlaf vorkommender großer Anfall

und Persönlichkeitsstörungen verschiedener Schweregrade, auch abnorme neurologische Befunde (Lähmungen aller oder einiger Gliedmaßen, Gleichgewichtsstörungen, Koordinationsstörungen usw.) auf. Das Leiden ist daher gegenüber dem Aufwach-Grand mal als wesentlich ungünstiger anzusehen.
Im EEG sieht man nicht selten eine Verlangsamung der Grundaktivität, oft werden auch lokalisierte Störungen beobachtet. Die Behandlungserfolge (Carbamazepin, Phenytoin, Primidon, Barbiturate) sind weniger günstig als beim Aufwach-Grand mal.

1.3.4 Sonstige epileptische Anfälle bzw. Syndrome

1.3.4.1 Fieberkrämpfe

Es handelt sich um epileptische Anfälle, die — meist im Sinne von Grand mal-Anfällen — mit Bewußtlosigkeit, anfänglichen Verkrampfungen, später Zuckungen einhergehen und in der Regel bei hohem Fieber infolge verschiedener fieberhafter Erkrankungen (Schnupfen, Halsentzündungen, Bronchitis; Lungenentzündungen, Nierenerkrankungen, Infektionskrankheiten usw.) beobachtet werden. Die meisten Anfälle kommen mit dem Fieberanstieg, d. h. zu Beginn der Erkrankung, vor; Anfälle am 2. oder 3. Tag des Infektes sieht man nur selten. In seltenen Fällen können die Anfälle seitenbetont sein, vereinzelt sind die Patienten im Anfall schlaff. Anfälle, die sich im Rahmen einer Hirnhaut- bzw. Hirnentzündung ereignen, gehören nicht zu den Fieberkrämpfen. 2,5 — 5 % aller bis 5 Jahre alten Kinder haben wenigstens einen Fieberkrampf gehabt.
Hinsichtlich der Ursache und des Verlaufs unterscheiden wir 2 Formen (vgl. Unterscheidung in Kap. 1.2):

- idiopathische Fieberkrämpfe
- symptomatische Fieberkrämpfe.

1.3.4.1.1 Idiopathische Fieberkrämpfe

Die idiopathischen Fieberkrämpfe sind erbbedingt, sie weisen eine sehr hohe familiäre Belastung — nach unseren Beobachtungen 43 % — mit Fieberkrämpfen, aber auch epileptischen Anfällen oder beiden auf. Der erste Anfall wird im Alter von ½ bis 2 Jahren, maximal 5 Jahren, beobachtet. Die Anfallsdauer beträgt meist bis 5 Minuten, manchmal halten sie länger an. Bei ⅔ der Kinder ereignet sich nur ein einziger Anfall; bei den übrigen wiederholen sich die Anfälle meist im Abstand von Monaten; es sind bis 15 und mehr Anfälle beobachtet worden. Je jünger das Kind beim ersten Anfall ist, um so größer ist die Wahrscheinlichkeit, daß sich ein Anfall wiederholt. Die Beeinflußbarkeit mit Medikamenten (Barbiturate, Primidon, Valproat) ist sehr gut, eine Langzeitbehandlung ist jedoch in den meisten Fällen nicht notwendig. Die Kinder entwickeln sich in psychischer und intellektueller Hinsicht normal.

Im EEG sieht man bei altersspezifischer Grundaktivität in über der Hälfte der Fälle (53 %) — meist im Schlaf — generalisierte krampf-

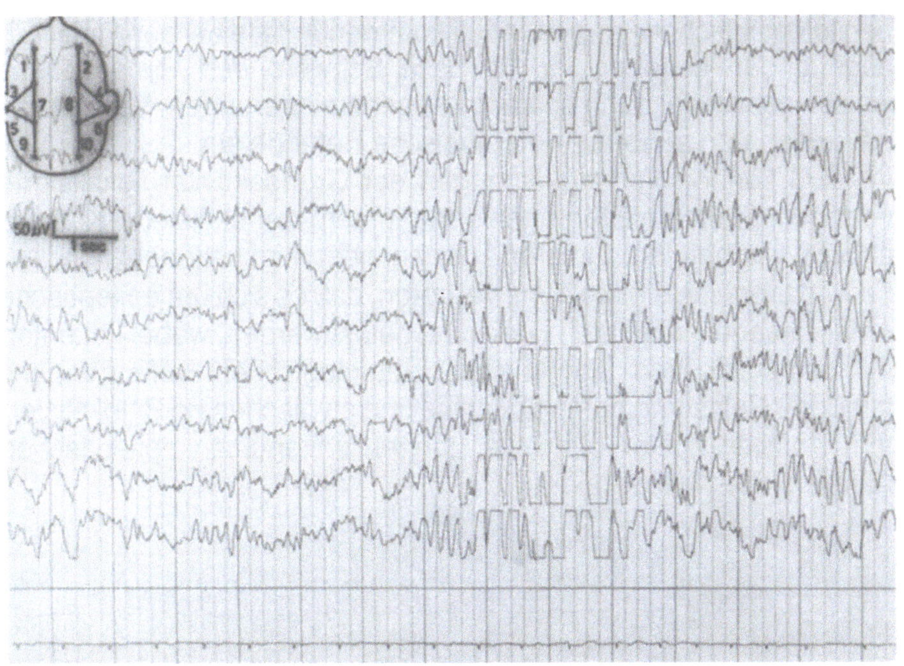

Abb. 12: Generalisierte Ausbrüche epileptischer Potentiale im Schlaf bei Fieberkrämpfen (etwas unregelmäßige 3—4/sec. spike and wave-Komplexe)

spezifische Aktivität (3—4/sec. spike-wave-Komplexe) (Abb. 12). Bei Kindern über 3 Jahren findet sich solche Aktivität sogar in ⅔ der Patienten, so daß diese Form der Fieberkrämpfe zu den primär generalisierten Epilepsien zu zählen ist.

1.3.4.1.2 Symptomatische Fieberkrämpfe

Bei 4—17 % der Fieberkrämpfe liegen Hirnschäden vor, die während der Schwangerschaft, der Geburt bzw. auch nach der Geburt entstanden sein können. Diese Kinder weisen teilweise eine verzögerte frühkindliche psychomotorische Entwicklung — verspätetes Lernen von Laufen, Sprechen, Sauberkeitsgewöhnung usw. — auf, manchmal liegen abnorme neurologische Befunde, Verhaltensstörungen oder Intelligenzminderungen vor. Die Anfälle dauern länger, sind auch öfter seitenbetont, die Behandlung ist häufig schwieriger als bei den idiopathischen Formen. Auch kommen Anfälle bei den Familienangehörigen seltener vor. Je nach Schwere des Hirnschadens weisen die Kinder auch später Intelligenzminderungen, Verhaltensstörungen und abnorme neurologische Befunde auf.
Im EEG können Verlangsamungen der Grundaktivität, lokalisierte oder seitenbetonte Störungen vorkommen; generalisierte Krampfaktivität wie bei den primären Formen sieht man seltener.
Es wird teilweise die Meinung vertreten, daß es sich um epileptische Anfälle handelt, die durch Fieber ausgelöst werden, wobei Patienten mit pathologischen (krankhaften) neurologischen Befunden, mit familiärer Belastung durch Epilepsie und atypischen (z. B. lokalisierten) Anfällen später öfter, die übrigen seltener an epileptischen Anfällen ohne Fieber leiden.

2. Krankheitserkennung (Diagnostik)

Bei Auftreten eines großen epileptischen Anfalls sollte sofort ein Arzt aufgesucht bzw. herbeigerufen werden. Bei den kleineren Anfällen hat man insgesamt etwas mehr Zeit, jedoch sollte auch bei diesen eine möglichst baldige Abklärung erfolgen.
Normalerweise wird zunächst der Haus- oder Kinderarzt aufgesucht werden, die wahrscheinlich zur weiteren Klärung einen Neurologen (Nervenarzt) bzw. Kinderneurologen hinzuziehen werden.
Welche Untersuchungen sind beim Arzt notwendig bzw. möglich?

2.1 Vorgeschichte

2.1.1 Anfallstyp

Die Erhebung einer exakten Vorgeschichte (Anamnese) stellt die wichtigste diagnostische Maßnahme dar. Deshalb wird sich der Arzt dafür viel Zeit nehmen. Die vordringlichste Aufgabe ist es, sog. *Gelegenheitskrämpfe,* d. h. Anfälle, die im Rahmen einer Grundkrankheit (z. B. Hirnblutung, Vergiftung, Hirnentzündung) vorkommen, von den eigentlichen epileptischen Anfällen abzutrennen. Liegen z. B. Anfälle im Rahmen einer Hirn- bzw. Hirnhautentzündung vor, muß der Patient sofort stationär eingewiesen werden, damit — neben den Anfällen — die Grundkrankheit energisch behandelt wird. Dies trifft auch für die anderen Gelegenheitskrämpfe zu.
Liegen derartige Gelegenheitskrämpfe nicht vor, ist nun zu entscheiden, ob es sich um epileptische oder *nichtepileptische* Anfälle handelt. Da der Arzt den Anfall in der Regel nicht gesehen hat, ist er völlig

auf die Angaben des Patienten, der Angehörigen oder anderer Personen angewiesen, die den *Anfall* beobachtet haben. Vom Patienten muß er vor allem erfahren, welche eigenen Empfindungen dieser vor, während bzw. nach dem Anfall hatte. So ist es wichtig zu wissen, ob der Anfall durch eine Aura (s. Kap. 1.3.1.2.2) eingeleitet wurde, ob der Kranke im Anfall bewußtlos war, ob das Bewußtsein getrübt oder ob er bei vollem Bewußtsein war.
War er *bewußtlos*, kann er über den Verlauf des Anfalls keine weiteren Angaben machen; außerdem leidet er nach dem Anfall an einer Erinnerungslücke. Ist das Bewußtsein während des Anfalls voll oder teilweise erhalten gewesen, kann er darüber selbst berichten. So ist es für den Arzt von Bedeutung zu erfahren, ob der ganze Körper oder nur eine bestimmte Region am Anfall beteiligt war. Auch muß der Arzt wissen, wie sich der Krampf äußerte: Handelte es sich um eine Steifheit oder um Zuckungen oder um beides in zeitlicher Hintereinanderfolge, oder hat der Patient irgendwelche Mißempfindungen (z. B. Kribbeln, Taubheitsgefühl) in einem Körperabschnitt gehabt? Es ist außerdem von Interesse, ob der Kranke im Anfall hingefallen ist oder nicht. Fiel er hin, möchte der Arzt erfahren, ob sich der Patient sofort wieder erheben konnte oder etwas längere Zeit (wie lange?) liegenblieb.
Liegen *Zuckungen* vor, ist wiederum ihre Dauer von Wichtigkeit: Hat es sich nur um eine Einzelzuckung gehandelt, oder hielten die Zukkungen längere Zeit an? Fiel der Patient zu Boden, soll angegeben werden, ob der Kranke dabei blaß oder eher bläulich aussah, ob er einen Schrei ausgestoßen hat, ob Speichelfluß oder Schaumbildung vor dem Mund beobachtet wurde, ob er eingenäßt (oder eingekotet) hat oder einen Zungen- oder Wangenschleimhautbiß gehabt und sich eventuell im Anfall verletzt hat.
Welche Symptome hat der Kranke im Anfall noch gehabt? Waren z. B. sog. Automatismen (s. Kap. 1.3.1.2.2 u. 1.3.2.1.2) wie Fortführung begonnener Handlungen (Sprechen, Gehen, Schreiben usw.) oder andere wie Kauen, Schlucken, Schmatzen, Nestelbewegungen, Wink-, Wischbewegungen usw. vorhanden? Hat er irgendwelche bizarren Haltungen eingenommen, hat er etwa geschwitzt, zeigte

sich ein verstärkter Herzschlag, hat er starke Magenschmerzen gehabt usw.? Wenn Sie sich noch einmal die während der verschiedenen Anfälle beobachteten Symptome vergegenwärtigen, können Sie erkennen, daß noch viele andere Symptome im Anfall geschildert werden können.
Nach manchen Anfallstypen sind die Patienten sofort wieder völlig munter, nach anderen kommen sie erst allmählich wieder zu sich. Häufig fühlen sich die Patienten nach den Anfällen matt, schlapp und müde, manchmal schlafen sie danach, manchmal sind sie eine Zeitlang verwirrt.
Noch einmal kurz *zusammengefaßt,* soll der Kranke alles schildern, was er vor, während oder nach dem Anfall bemerkte oder beobachtete. Dasselbe gilt auch für die Angehörigen, Pflegepersonen, Mitarbeiter oder Mitschüler. Namentlich beim ersten Anfall sind allerdings die Angehörigen oft derartig erregt, daß eine genaue Beobachtung des Anfallsablaufs nicht oder nur bedingt möglich ist. Bei weiteren derartigen Ereignissen sollen diese aber genau beobachtet und die Symptome später dem Arzt vorgetragen werden. Die richtige Diagnosestellung ist ganz wesentlich von einem exakten Bericht über den Anfallsablauf abhängig.
Nach der spontanen Schilderung über den Ablauf des Anfalls wird der Arzt als Ergänzung noch einige gezielte Fragen hinsichtlich des Auftretens bestimmter Symptome stellen. Bitte versuchen Sie sich genau zu erinnern, damit eine exakte Diagnosestellung hinsichtlich des Anfallstyps erzielt wird. Dies ist unbedingt notwendig, da die einzelnen Anfallstypen meist mit unterschiedlichen Medikamenten behandelt werden müssen.

2.1.2 Anfallsbeginn, tageszeitliche Bindung, Anfallshäufigkeit, Anfallsdauer

Ganz entscheidend ist die Beantwortung der Frage, wann der *erste Anfall* beobachtet wurde. Dieser Zeitpunkt ist auch deswegen von Bedeutung, weil bei Beginn des Leidens in einem bestimmten Alter manche Anfallsformen wahrscheinlicher, andere unwahrscheinlicher werden. Man soll auch berichten, ob sich im Laufe der Zeit der

Anfallstyp gewandelt hat oder etwa völlig andere Anfallsformen hinzugetreten sind.
Ebenso muß man erwähnen, ob die Anfälle zu einer bestimmten *Tageszeit* vorkommen, da man daraus auf die Anfallsart und auch die Ursache des Leidens schließen kann. So tritt eine Reihe vererbter – allerdings auch einige kindliche symptomatische – Epilepsien vorwiegend in den ersten beiden Stunden nach dem Erwachen auf. Andere Anfälle werden z. B. nur nachts registriert.
Sehr wichtig ist schließlich die *Anfallshäufigkeit*: Hat es sich um den ersten Anfall gehandelt, kommt er täglich etwa mehrmals vor oder lediglich im Abstand von Wochen oder Monaten? Auch daraus kann man nicht selten auf den Anfallstyp schließen.
Schließlich ist die *Anfallsdauer* wichtig: Dauert der Anfall nur den Bruchteil einer Sekunde, oder hält er ½, 1 oder mehrere Minuten oder gar länger an? Auch die Anfallsdauer gibt nicht selten Hinweise auf den Anfallstyp.

2.1.3 Ursache

Steht der Anfallstyp fest, möchte man wissen, welche *Ursache* für das Leiden infrage kommt. Wir unterscheiden *idiopathische* und *symptomatische* Anfälle, wobei erstere vorwiegend erbbedingt sind (s. Kap. 1.2). Diese Unterscheidung ist häufig schon aufgrund des Anfalltyps möglich. Nun möchten wir aber noch wissen, ob noch andere *Familienangehörige* (Eltern, Geschwister, Kinder, Großeltern, Tanten, Onkel usw.) ebenfalls an Anfällen leiden. Ist dies der Fall, soll nach Möglichkeit geklärt werden, um welche Anfallsform es sich bei den Verwandten gehandelt hat oder handelt. Kommen Anfälle in der engeren oder weiteren Verwandtschaft vor, ist die Wahrscheinlichkeit groß, daß das Leiden erbbedingt ist bzw. der Erbfaktor zumindest eine Rolle spielt.
Das Leiden ist bei den *symptomatischen* Epilepsien durch Hirnschäden bedingt, die sich während der Schwangerschaft, der Geburt oder eine Zeit nach der Geburt bis zum Auftreten des ersten Anfalls ereignet haben können. So sollten Sie daher berichten, ob während der Schwangerschaft Komplikationen auftraten, ob die Geburt kom-

pliziert war (kurz- oder sehr langdauernde Geburt, komplizierte Lagen, instrumentelle Geburten: Kaiserschnitt, mit Zange, Saugglocke; Frühgeburt, Übertragung usw.) oder ob später Hirnschäden entstanden sein können (Hirnentzündung, Schädel-Hirn-Unfall usw.). Sicher wird der Arzt zu diesem Thema noch andere zusätzliche Fragen stellen, die Sie möglichst exakt beantworten sollten. In manchen Fällen wird man trotz Erhebung einer sorgfältigen Vorgeschichte die Ursache der Schädigung nicht ermitteln können.
Nicht zuletzt ist auch die Beantwortung der Frage wichtig, ob der Patient als *Neugeborenes* — während der ersten 7 — 10 Lebenstage — in irgendwelcher Weise *auffällig* war oder nicht. Hat er z. B. nicht oder schlecht getrunken, hat er erbrochen, war er auffällig ruhig oder unruhig, hat er vielleicht Krämpfe gehabt, ist er möglicherweise wegen Komplikationen in den ersten Lebenstagen in eine Kinderklinik verlegt worden? Berichten Sie spontan, was Sie wissen, und beantworten Sie möglichst exakt die vom Arzt gestellten Fragen.

2.1.4 Frühkindliche Entwicklung, Kindergarten

Zur Bestimmung des *Zeitpunkts* einer möglichen *Schädigung* ist auch die Beantwortung der Frage wichtig, wie sich der Kranke als Säugling oder Kleinkind entwickelt hat. Wann lernte das Kind sitzen und laufen, wann sprach es die ersten gezielten Worte und Sätze, wann war es tags, wann nachts sauber? Zeigte es etwa schon in diesem Alter im Vergleich zu anderen Kindern besondere Auffälligkeiten, spielte es altersgemäß? Hat es einen Regel- oder einen Sonderkindergarten besucht?

2.1.5 Psychische und intellektuelle Entwicklung, Schule

Hinsichtlich der weiteren *intellektuellen* und psychischen Entwicklung möchte der Arzt wissen, wann das Kind eingeschult wurde, welcher Schultyp besucht wurde (Grundschule, Sonderschule für Lern- oder Geistigbehinderte), ob es weiterführende Schulen besucht hat (Realschule, Gymnasium) und ob es — möglicherweise nur in bestimmten Fächern — Schulschwierigkeiten gehabt hat. Selbst bei Kindern, die weiterführende Schulen besucht haben, möchte man wissen, ob diese nur mit Mühe absolviert wurden und ob Verhaltensstörungen (z. B. Unruhe, besonders ruhiges Verhalten, Aggressivität, Konzentrationsschwäche oder leichte Ablenkbarkeit, eventuell besondere Langsamkeit) zu Hause oder in der Schule beobachtet wurden. Hat das Kind ein- oder mehrmals ein Schuljahr wiederholt, hat es den geplanten Schulabschluß erreicht? Mit welchem Erfolg? Wenn der Besuch einer Regelschule nicht möglich war, möchte der Arzt wissen, ob eine *Schule* für *Lern-* oder *Geistigbehinderte* besucht wurde. Wurde diese beendet? Mit Erfolg? Konnte danach ein Beruf ergriffen werden? Welcher?

2.1.6 Beruf, Ehe

Wie war die *Entwicklung* nach dem Schulabschluß? Wurde eine *Lehre* begonnen, oder war dies nicht möglich? Wurde die Lehre abgeschlossen? Wurde eventuell ein Hochschulstudium aufgenommen? Welches? War ein Abschluß möglich? Welcher *Beruf* wurde gewählt? Gibt es Probleme im Beruf?
Arbeitet der Kranke in einem Beruf ohne Ausbildung (Hilfsarbeiter)? Oder ist er in einer Werkstatt für Behinderte beschäftigt? Ist er ständig in einem Heim oder in einer anderen Institution untergebracht?
Ist der Patient *verheiratet,* hat er *Kinder?* Sind diese gesund? Liegen Eheprobleme vor, welcher Art?

2.2 Allgemeinuntersuchung

Eine Allgemeinuntersuchung, wie sie Ihr Hausarzt (oder Kinderarzt) vornimmt, kann auch zur Diagnose des Leidens beitragen. Zunächst wird sich der Arzt den Patienten einmal ansehen. So ist z. B. ein Mißbildungssyndrom, der sog. Mongolismus, schon auf den ersten Blick zu erkennen; auch dieser kann mit epileptischen Anfällen einhergehen. Entdecken wir bei einem Patienten — neben anderen Hauterscheinungen (weiße Flecken) — eine schmetterlingsförmige, knötchenartige Rötung des Gesichts, liegt eine bestimmte angeborene Erkrankung vor (tuberöse Hirnsklerose bzw. Pringle'sche Erkrankung), die auch zu cerebralen Anfällen führen kann. Ist der Kopf zu klein, liegt ein sog. Mikrocephalus, ist er zu groß, ein Makro- bzw. Hydrocephalus („Wasserkopf") vor; beide Erscheinungen können mit Anfällen verbunden sein. Bringt sich ein Kind selbst erhebliche Verletzungen bei, kann eine bestimmte Stoffwechselstörung vorliegen (Lesch-Nyhansyndrom). Eine Vergrößerung von Leber und Milz kann Ausdruck einer Stoffwechselstörung sein. Eine bestimmte halbseitige Rötung des Gesichts kann für eine Blutgefäßgeschwulst sprechen, die ebenfalls Ursache von Anfällen sein kann (Sturge-Weber-Krankheit). Dies sind nur einige Beispiele von Symptomen, die eine Diagnose schon aufgrund einer Allgemeinuntersuchung erlauben.

2.3 Neurologische Untersuchung

Das Zentralnervensystem besteht aus dem Gehirn, bei dem wir *Groß-* und *Kleinhirn* unterscheiden. Vom Hirn wird über die *Hirnnerven* der Gesichts- und Schädelbereich, über das sog. *periphere Nervensystem* — vom Rückenmark ausgehend — der übrige Körper versorgt (Abb. 13). Das Großhirn stellt gewissermaßen die Kommandozentrale dar, von der die Befehle über die genannten Nerven an die Muskeln — z. B. zur Bewegung der Gesichtsmuskulatur oder Gliedmaßen — weitergegeben werden. Das Kleinhirn ist für die Koordination, d. h. den harmonischen Ablauf, der einzelnen Bewegungen verantwortlich (s. S. 47).

Ist im Großhirn ein *Schaden* entstanden, kommt es über die Nerven zu Funktionsstörungen in bestimmten Körperteilen oder ganzen Körperarealen; bei Kleinhirnschäden ist dagegen die Koordination, d. h. die Zusammenarbeit der einzelnen Muskeln bzw. Körperteile, gestört. Diese Störungen versucht der Arzt durch eine *neurologische Untersuchung* nachzuweisen bzw. auszuschließen.

Wiederum kann er schon durch eine *Beobachtung* des Patienten einige Dysfunktionen (Fehlfunktionen) erkennen. Hängt z. B. beim Lachen oder Sprechen ein Mundwinkel nach unten, liegt in der Regel eine Schädigung des Mundastes des Gesichtsnervs (N. Facialis)

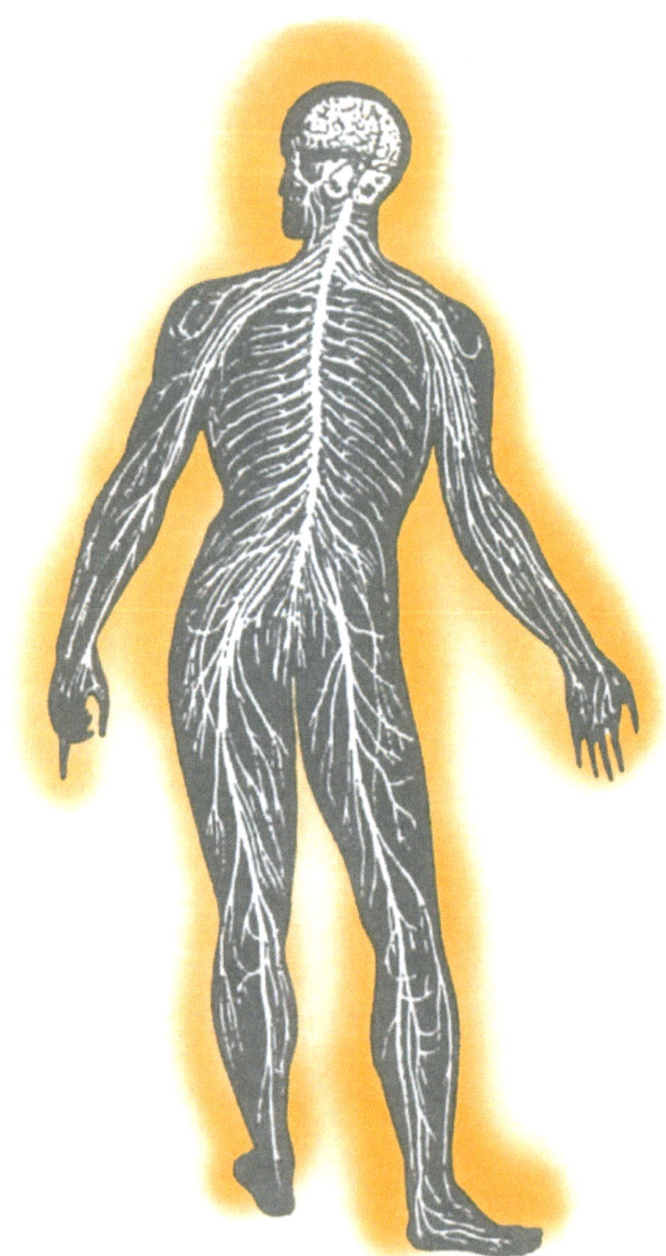

Abb. 13: Schema der Nervenversorgung beim Menschen

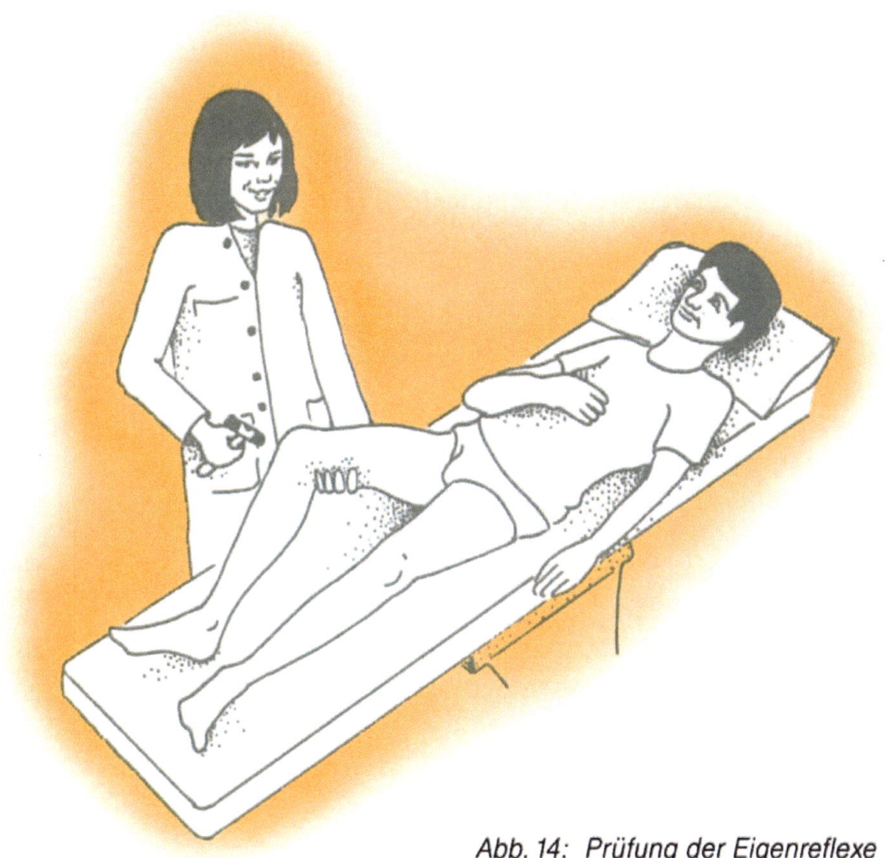

Abb. 14: Prüfung der Eigenreflexe

vor. Kann ein Auge nicht geschlossen werden, ist der Stirnast dieses Nervs betroffen. Hinkt der Patient, kann eine Lähmung eines Beines vorliegen. Dabei ist auch nicht selten die Muskulatur dieser Gliedmaßen unterentwickelt, manchmal ist die ganze Gliedmaße verkürzt. Ist ein Patient Linkshänder, kann eine Lähmung des rechten Armes dafür verantwortlich sein. Schwankt er beim Laufen, kann ein Kleinhirnschaden vorliegen.

Bei der eigentlichen *Untersuchung* prüft man zunächst den Tonus, d. h. die Spannung, der Muskulatur. Zu diesem Zweck fordert der Arzt den Patienten auf, die Gliedmaßen locker zu lassen, und beugt

dann Arme und Beine im Ellbogen, Kniegelenk oder anderen Gelenken. Ist diese Bewegung erschwert, so spricht man von einem Rigor, sofern eine Schädigung des sog. extrapyramidalen Nervensystems vorliegt, oder von einer spastischen Lähmung, wenn eine Schädigung des Großhirns dafür verantwortlich ist.
Es können alle vier (Tetraplegie), die gleichseitigen Gliedmaßen (Hemiplegie) oder jeweils beide Arme bzw. Beine (Diplegie) betroffen sein. Meist ist dabei auch die grobe Kraft in den betreffenden Gliedmaßen vermindert. Bei der Prüfung der Bein- bzw. Armreflexe zeigt sich, daß diese verstärkt auslösbar sind (Abb. 14).
Liegt eine sog. *schlaffe Lähmung* vor, die durch eine Schädigung bestimmter Gebiete des Rückenmarks oder peripherer Nerven bedingt sein kann, so ist die Spannung der Muskulatur vermindert, die obengenannten Reflexe sind schwach oder nicht auslösbar.
Durch verschiedene Untersuchungsmethoden — Schließen und Öffnen der Augen, Stirnrunzeln, Pfeifen, Vorstrecken der Zunge, Prüfung des Geruchs bzw. Geschmacks — kann geprüft werden, ob auch die Hirnnerven intakt oder geschädigt sind.
Durch andere Untersuchungen können *Koordinationsstörungen* nachgewiesen werden. Schwankungen bei geschlossenen Augen, beim Gang auf einer Linie oder beim Stand oder Hüpfen auf einem Bein weisen auf eine Schädigung des Kleinhirns hin. Mit anderen Untersuchungsmethoden wird das Gefühl, die Sensibilität, getestet.
Die genannten Untersuchungsmethoden können vom Kleinkind- bis zum Erwachsenenalter angewandt werden. Für das Säuglingsalter prüft man bestimmte *Reflexmechanismen,* die sich im ersten Lebensjahr entwickeln und später von anderen abgelöst werden. Erfolgt diese Entwicklung verspätet oder sind Reflexe, die im 1. Lebenshalbjahr nachweisbar sind, auch im 2. Lebenshalbjahr noch vorhanden, liegt eine Entwicklungsverzögerung vor, die auch Ausdruck einer Schädigung des Zentralnervensystems ist.

2.4 Laboruntersuchung

Wenn auch Laboruntersuchungen nur relativ selten einen abnormen Befund ergeben, können sie zur Klärung der *Ursache* des Leidens beitragen. Erkrankungen der Mütter während der Schwangerschaft können beim ungeborenen Kind zu Mißbildungen bzw. Hirnentzündungen führen, die später möglicherweise cerebrale Anfälle verursachen (s. Kap. 1.2.2). Der Körper bildet Antikörper gegen diese Erreger, die im Blut der Mutter und auch später des kranken Kindes nachgewiesen werden können (Toxoplasmose, Listeriose, Cytomegalie, Röteln usw.). Bei bestimmten Störungen des Fett-, Kohlenhydrat- bzw. Eiweißstoffwechsels können durch Stoffwechselprodukte Hirnschäden entstehen, die auch zu Anfällen führen können (z. B. durch Phenylketonurie, Galaktosämie). Bei einigen dieser Stoffwechselkrankheiten kann durch Blut- oder auch Urinuntersuchungen die Störung nachgewiesen werden. Die Aufdeckung dieser Grundkrankheit ist wichtig, weil ein Teil dieser Erkrankungen durch bestimmte diätetische Maßnahmen erfolgreich behandelt werden kann. In manchen Fällen verschwinden die Anfälle schon allein aufgrund dieser Behandlung.

2.5 Augenärztliche Untersuchung

Durch die Feststellung bestimmter Formen des Schielens kann man auf eine Schädigung unterschiedlicher Hirnnerven schließen. Zum anderen kann ein Star Auskunft über eine während der Schwangerschaft überstandene Rötelninfektion geben. Bestimmte Veränderungen des Augenhintergrundes (Chorioretinitis)[1] können auf eine abgelaufene Toxoplasmose (s. Kap. 1.2.2) bzw. bestimmte Stoffwechselstörungen hinweisen. Ein zu kleines Auge (Mikrophthalmie) auf einer Seite kann ebenfalls eine abgelaufene Toxoplasmose anzeigen. Von besonderer Wichtigkeit ist die Untersuchung des

[1] Ader- und Netzhautentzündung

Augenhintergrundes aber deswegen, weil eine sog. Stauungspapille[1] Folge eines Tumors und dieser wiederum Ursache einer Epilepsie sein kann und so früh wie möglich erkannt und eventuell operiert werden muß.

2.6 Röntgenaufnahme des Schädels

Die Röntgenaufnahme kann die Diagnose eines zu kleinen (Mikrocephalus) oder zu großen Schädels (Makrocephalus, evtl. Hydrocephalus, d. h. „Wasserkopf") bestätigen. Ein zu später Schluß der Schädelnähte bei jungen Kindern oder eine sog. Nahtsprengung bei älteren Kindern oder Erwachsenen infolge eines Hirndrucks wird meist Folge eines Hydrocephalus unterschiedlicher Ursache sein. Verkalkungen im Gehirn können z. B. Ausdruck einer abgelaufenen Toxoplasmose oder Listeriose (s. Kap. 1.2.2) sein, können aber auch auf eine Stoffwechselstörung (z. B. tuberöse Hirnsklerose, s. Kap. 2.2), frühere Hirnblutung sowie bestimmte Hirntumoren (z. B. Craniopharyngiom) hinweisen. Eventuell sind auch noch alte Schädelbrüche sichtbar.

2.7 Elektroencephalographie

2.7.1 Normales EEG

Unter den instrumentellen Methoden für die Diagnose einer Epilepsie muß an erster Stelle die Elektroencephalographie (Aufzeichnung der elektrischen Hirnwellen) genannt werden. Wie jede lebende Zelle weisen auch die Nervenzellen zur Aufrechterhaltung ihres Bestandes bzw. ihrer Funktion einen chemischen Stoffwechsel auf, der als elektrische Aktivität gemessen werden kann. In gleicher Weise wie bei der Herzstromkurve (EKG) werden mittels der Elektroencephalographie diese winzigen Spannungsdifferenzen ver-

[1] Schwellung und Hervortreten von Blutgefäßen am Sehnervenaustritt

Bezeichnung	Wellenform	Frequenz/sec.
Deltawellen		0,5 - 3
Thetawellen		4 - 7
Alphawellen		8 - 13
Betawellen		14 - 30

Abb. 15: EEG-Wellen (nach Garsche)

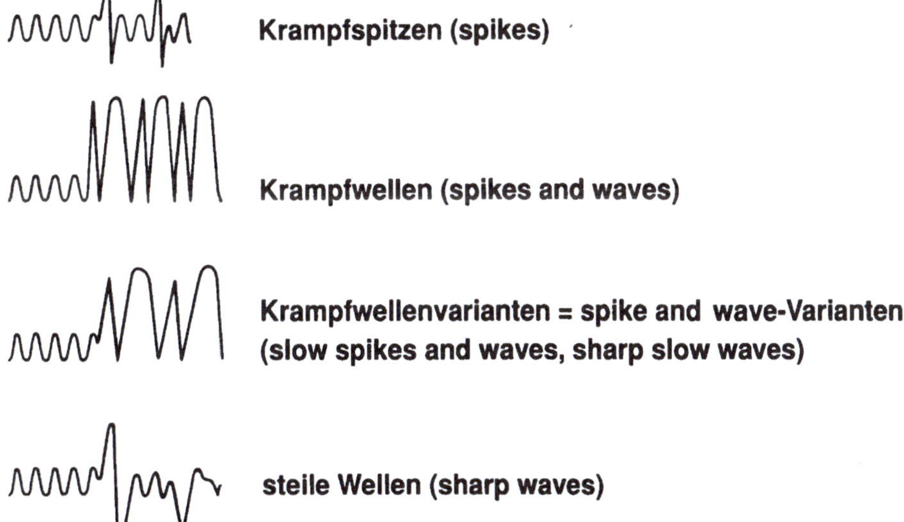

Abb. 16: Typen von epileptischer EEG-Aktivität

stärkt und als Elektroencephalogramm (EEG) auf Papier aufgetragen. Für die Messung dieser Ströme werden Elektroden in verschiedenen Positionen auf dem Schädel des Patienten befestigt (Abb. 17). Registriert werden *Wellen,* die von Nervenzellverbänden der Hirnrinde stammen. Diese Wellen teilt man aufgrund ihrer Frequenz ein in Deltawellen (0—3/sec.), Thetawellen (4—7/sec.), Alphawellen (8—13/sec.) und Betawellen (14—30/sec.) (Abb. 15).
Das EEG macht im Kindesalter eine Entwicklung durch: Im Säuglingsalter werden vorwiegend langsame Wellen (Deltawellen), im Kleinkindalter etwas schnellere Wellen (Thetawellen) und im Schulalter schnelle Wellen (Alphawellen) zunehmender Frequenz registriert. Spätestens bis zu einem Alter von 18 Jahren gleicht das Wellenbild etwa dem des Erwachsenen; es bleibt über viele Jahrzehnte konstant.

2.7.2 Abnormes EEG

Bisher wurde über das normale Wellenbild des Menschen berichtet. Unter den *krankhaften Veränderungen* unterscheiden wir

- spezifische Veränderungen
- unspezifische Veränderungen.

2.7.2.1 Spezifische Veränderungen

Sie werden auch als Krampf-, Spitzen- oder *epileptische Aktivität* bezeichnet und beweisen eine Krampfbereitschaft des Hirns, wie sie bei Epilepsien vorliegt. Zu diesen spezifischen Potentialen gehören sog. spikes, sharp-waves, spike-wave-Komplexe[1] verschiedener Frequenzen sowie sharp-slow-wave-Komplexe[2] (Abb. 16). Diese Potentiale können generalisiert, d. h. in allen Hirnregionen, oder lokalisiert, d. h. in einer bestimmten Hirnregion, auftreten. Finden sich solche Elemente bei Patienten mit Anfällen, ist die Diagnose einer Epilepsie sehr wahrscheinlich, so daß dieser Untersuchungsmethode eine große Bedeutung zukommt.

[1] Spitzen, scharfe Wellen, Komplexe aus Spitzen und Wellen
[2] Komplexe von scharfen und langsamen Wellen

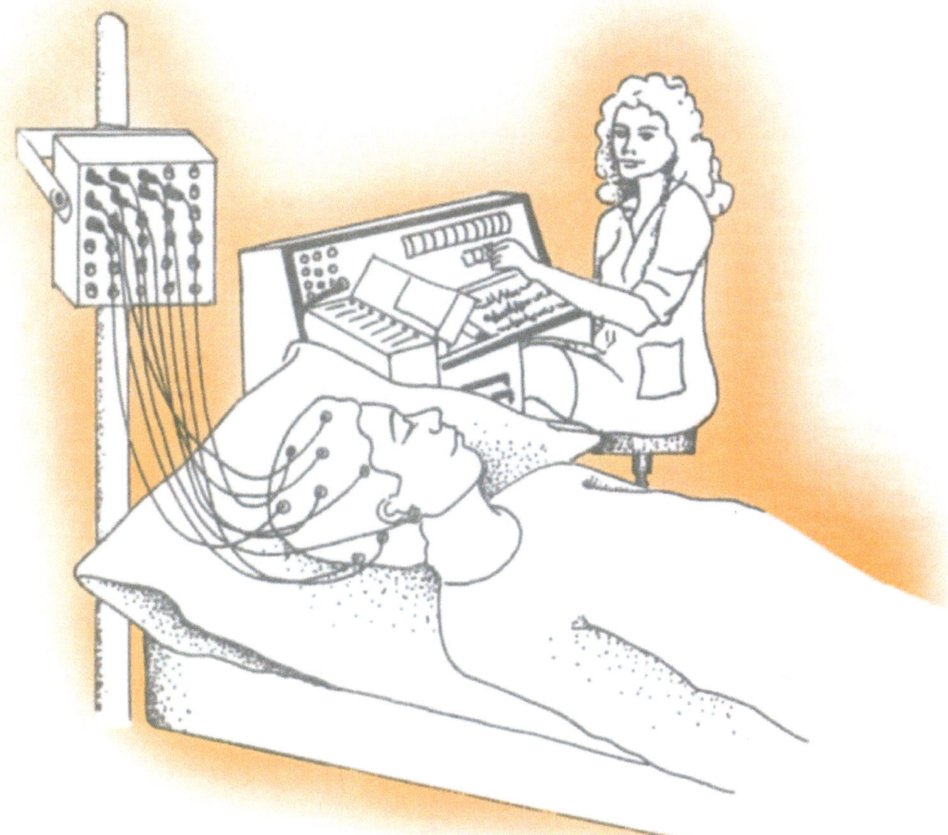

Abb. 17: Elektroenzepahlographische Untersuchung

Bei den EEG-Veränderungen epileptischer Patienten unterscheiden wir:

- EEG-Veränderungen im Anfall
- EEG-Veränderungen im Intervall, d. h. zwischen den Anfällen.

2.7.2.1.1 Spezifische Veränderungen im Anfall

EEG-Befunde im *Anfall* bedeuten relativ wenig für die Praxis, weil man bei der relativen Seltenheit epileptischer Anfälle Glück haben muß, einen Anfall elektroencephalographisch zu registrieren. Tritt aber während der Untersuchung tatsächlich ein Anfall auf, bedeutet seine Aufzeichnung deswegen oft wenig, weil bei Anfällen, die mit Verkrampfungen, Zuckungen oder Bewegungen einhergehen, das Wellenbild oft erheblich gestört ist. In Einzelfällen kann aber das Anfalls-EEG wichtige Hinweise hinsichtlich des Anfallstyps geben.

2.7.2.1.2 Spezifische Veränderungen im Intervall

Ihre überragende Bedeutung für die Diagnostik der Anfallsleiden konnte die Elektroencephalographie erst durch die Tatsache erlangen, daß auch *im Intervall* häufig spezifische Veränderungen des Wellenbildes registriert werden, die die Diagnose einer Epilepsie erlauben. Allerdings sind dieser Methode auch Grenzen gesetzt, denn bei einem unterschiedlich großen Anteil aller Anfallsformen werden — trotz Vorliegens einer Epilepsie — *normale Hirnwellenbilder* registriert. Wie aus Abb. 18 ersichtlich, werden solche normalen Befunde bei den einzelnen Anfallstypen in unterschiedlicher Häufigkeit (3—46 %) registriert, wobei für diese Statistik nur jeweils

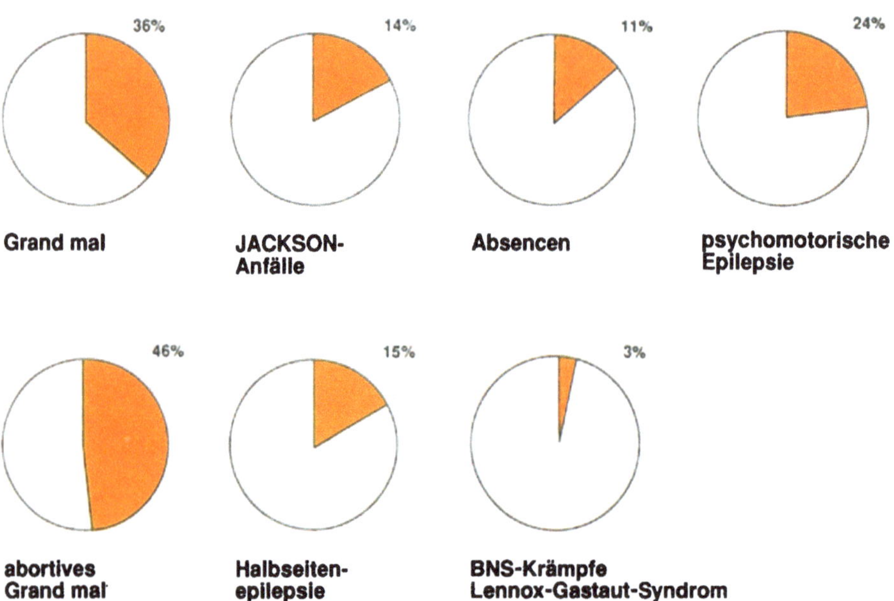

Abb. 18: Rate von EEG-Normalbefunden bei den verschiedenen Anfallstypen

das erste EEG berücksichtigt wurde. Dies bedeutet, daß ein normales EEG ein epileptisches Anfallsleiden nicht ausschließt.
Wichtiger Hinweis auf eine Epilepsie sind sog. *Krampfpotentiale* (Spitzenpotentiale, epileptische Potentiale). Diese lassen sich mittels des Routine-EEGs bei den einzelnen Anfallsformen ebenfalls in ganz unterschiedlicher Häufigkeit aufzeichnen (Abb. 19). So ließ sich — lediglich unter Berücksichtigung des ersten EEGs — praktisch bei jedem Kind (96 %) mit BNS-Krämpfen bzw. einem Lennox-Gastaut-Syndrom derartige Aktivität erkennen, so daß diese Leiden auch aufgrund des EEGs besonders leicht zu diagnostizieren sind. Es folgten Absencen, bei denen in über ¾ der Fälle solche Aktivität zu finden war. Bei Kranken mit psychomotorischen und Jackson-Anfällen wurden in ⅔, bei solchen mit Halbseitenanfällen in knapp der Hälfte spezifische Potentiale festgestellt. Selten sind sie bei typischen (42 %), sehr selten bei abortiven (abgekürzt verlaufenden) großen epileptischen Anfällen (15 %) zu finden.

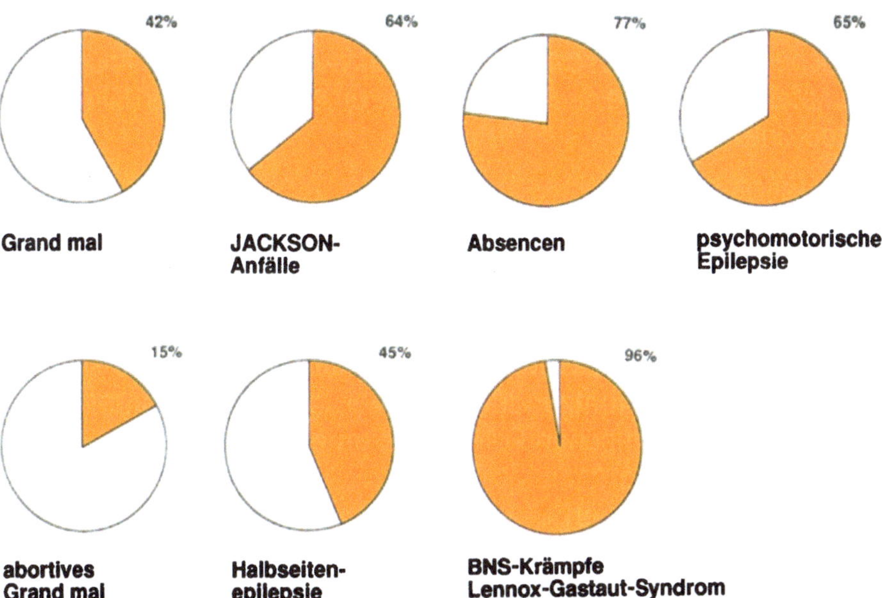

Abb. 19: Rate von epileptischer EEG-Aktivität bei den verschiedenen Anfallstypen

Der Wert der Elektroencephalographie wird noch dadurch unterstrichen, daß nicht nur spezifische Potentiale registriert werden, die die Diagnose einer Epilepsie erlauben, sondern daß diese Krampfaktivität bei den einzelnen *Anfallstypen* eine charakteristische Form und Anordnung aufweist, die oft auch die Erkennung des Anfallstyps ermöglicht. So finden sich bei den BNS-Krämpfen ununterbrochen unregelmäßige generalisierte spike-wave- bzw. sharp-slow-wave-Komplexe mit eingelagerten langsamen Wellen (Hypsarrhythmie) (Abb. 9, s. S. 29), beim Lennox-Gastaut-Syndrom Ausbrüche ähnlicher Aktivität (Abb. 11, s. S. 33), bei den Absencen kurze oder längere Strecken generalisierter, regelmäßiger, auf beiden Seiten gleichartig ausgeprägter 3—4/sec. spike-wave-Komplexe (Abb. 5, s. S. 25), wie sie auch bei den Aufwach-Grand mal-Anfällen gefunden werden (Abb. 7, s. S. 27). Patienten mit Impulsiv-Petit mal weisen ein ähnliches Wellenbild auf, nur daß den Ausbrüchen von spike-wave-Komplexen meist mehrere Spitzen — sog. multi-spikes — vorgelagert sind.
Bei allen lokalisierten Epilepsien (z. B. Rolandi-Epilepsie, andere einfache und komplexe fokale Anfälle) zeigt sich eine lokalisierte Krampfaktivität, die je nach Anfallstyp in einer bestimmten Hirnregion angeordnet ist (Abb. 1, s. S. 18).

2.7.3 Unspezifische Veränderungen

Neben spezifischer Aktivität werden bei den Epilepsien elektroencephalographisch auch *unspezifische Veränderungen* registriert. Das Wort besagt schon, daß diese für Epilepsien nicht spezifisch sind, sondern auch bei anderen Erkrankungen (z. B. Hirnschäden ohne Epilepsie, Hirnentzündungen usw.) vorkommen können. Auch bei diesen unspezifischen Potentialen unterscheidet man

- diffuse Störungen
- lokalisierte Störungen.

2.7.3.1 Diffuse unspezifische Veränderungen

Die *diffusen Veränderungen,* die in allen Hirnregionen vorkommen, zeichnen sich durch eine Verlangsamung des Wellenbildes aus.

Erwachsene, in deren Hirnwellenbild normalerweise sog. 9—10/sec. Alphawellen vorherrschen, zeigen dann EEGs, in denen vorwiegend 6—7 oder auch 4—5/sec. Thetawellen zu finden sind. Solche Veränderungen werden nicht bei den idiopathischen, d. h. erbbedingten, sondern den symptomatischen Epilepsien gefunden, bei denen Hirnschädigungen unterschiedlichen Ausmaßes vorliegen.

2.7.3.2 Lokalisierte unspezifische Veränderungen

Lokalisierte Veränderungen finden sich bei den fokalen bzw. sog. sekundär generalisierten Epilepsien. Sie sind ebenfalls vorwiegend durch eine Verlangsamung des Hirnwellenbildes charakterisiert, die aber nur in bestimmten Hirnregionen vorkommt (z. B. Theta- oder Theta-Delta-Herd).

2.7.4 Provokationsmethoden

2.7.4.1 Wiederholte EEGs, Hyperventilation

Die Häufigkeit von Normalbefunden bzw. epileptischer Aktivität wurde in unserer Statistik aufgrund des ersten EEGs ermittelt (s. Kap. 2.7.2.1.2). Der Anteil abnormer EEGs kann dadurch vergrößert werden, daß mehrere EEGs registriert werden. Es verbleiben aber dann immer noch durchschnittlich 20—24 %, bei denen keine spezifische Aktivität aufgezeichnet werden kann. Bei diesen sind sog. Provokationsmethoden anzuwenden, d. h. Verfahren, durch die die Rate der Krampfaktivität gesteigert werden kann.
Eine wirksame Methode, die sog. *Hyperventilation,* wird bei jedem EEG routinemäßig durchgeführt. Dabei muß der Patient drei Minuten tief durchatmen, wodurch besonders generalisierte Krampfaktivität oft in erheblichem Maße provoziert (hervorgerufen) wird.

2.7.4.2 Photostimulation

Bei der Photostimulation werden mittels eines Gerätes (Photostimulator), das sich 15 — 20 cm vor dem Gesicht des Kranken befindet, Lichtreize (Flackerlicht) einer Frequenz von 4—30/sec.

entwickelt. Bei manchen Patienten wird damit epileptische Aktivität erzeugt, die im EEG registriert wird; in einigen Fällen kann es auch zu Anfällen kommen. Es handelt sich dabei um eine vererbte Neigung, die als Photosensibilität bezeichnet wird. Solche Kranke können auch beim Blick in ein Fernsehgerät, auf glitzernde Wasserflächen und bei der Fahrt durch eine sonnenbeschienene Allee gefährdet sein.

2.7.4.3 Langzeit-EEGs

Ein *Langzeit-EEG* wird nicht — wie beim normalen EEG üblich — über 20 Minuten, sondern über 1 oder 2 Stunden, gegebenenfalls auch länger — registriert. Es ist leicht einsehbar, daß der Anteil positiver Befunde mit der Länge der Ableitung ansteigt.

Beim *24-Stunden-EEG* wird mittels eines spezifischen Gerätes (Oxford-Gerät) die Hirnaktivität ununterbrochen über 24 Stunden aufgezeichnet. Gelegentlich wird eine Registrierung auf 48 Stunden ausgedehnt. Auch hierbei werden die Hirnströme mittels Elektroden abgenommen. Die Aktivität wird aber nicht auf Papier, sondern auf eine kleine Kassette aufgezeichnet, die durch eine Batterie betrieben und vom Patienten mit herumgetragen wird. Dies geschieht in völlig gleicher Weise wie bei einer Musikkassette, die später auf einem Recorder abgespielt werden kann. Die Kassette des Oxford-Geräts wird danach auf einen Bildschirm überspielt, auf dem die Hirnwellen wieder sichtbar werden. Die Chance, mittels dieses Geräts abnorme Hirnaktivität zu registrieren, ist natürlich ebenfalls viel größer, als wenn nur eine Ableitung über 20 Minuten erfolgt. Außerdem beinhaltet diese Methode die Möglichkeit zu untersuchen, zu welcher Tageszeit viel, zu welcher wenig spezifische Aktivität vorkommt.

2.7.4.4 Video-EEG

Eine andere diagnostische Methode stellt die simultane Video-EEG-Aufzeichnung dar, bei der mit einer Videokamera auf der einen Seite eines Bildschirms der Patient, auf der anderen das gleichzeitig registrierte EEG aufgezeichnet wird (Abb. 20). Mit dieser Methode können die klinischen Symptome eines Anfalls mit den EEG-

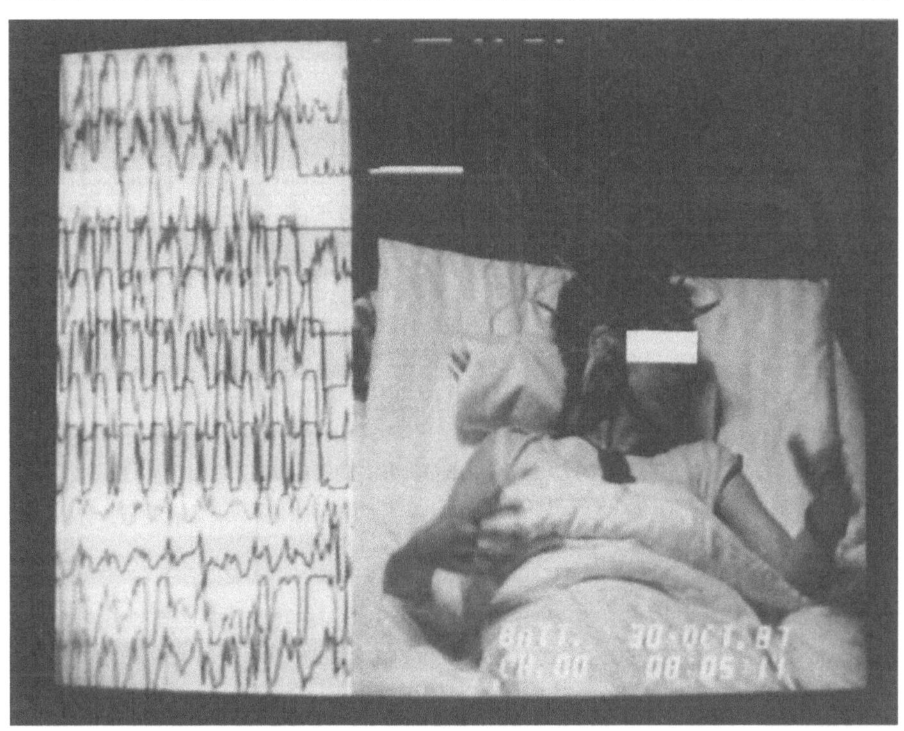

Abb. 20: Video-EEG-Simultanaufzeichnung

Veränderungen unmittelbar verglichen werden. Die Aufzeichnung kann beliebig oft vom Band abgespielt werden. Dieses Verfahren bietet den Vorteil, daß der Arzt, der nicht immer im Ableitraum anwesend sein kann, einen Anfall, den er nicht selbst beobachten konnte, später auf dem Bildschirm ansehen und ihn — sofern an der Einordnung des Geschehens Zweifel bestehen — auch einem anderen demonstrieren kann. Diese Methode ist allerdings nur dann anwendbar, wenn Anfälle in größerer Häufigkeit auftreten.

2.7.4.5 Schlaf-EEG

Eine ganz wesentliche Provokationsmethode stellt das Schlaf-EEG dar, durch das bei etwa 50 % der Patienten, in deren Routine-EEG

keine Krampfaktivität zu finden war, noch eine solche registriert werden kann. Methodisch geht man so vor, daß die Kranken am Abend zuvor zu Hause etwa 2 Stunden später zu Bett gehen und sich am folgenden Morgen etwas eher wecken lassen. Auf der Fahrt zum Arzt sollen sie nicht schlafen, da sie dort etwas müde ankommen sollen. Bei Ankunft in der EEG-Abteilung erhalten sie gewöhnlich etwas Beruhigungssaft, wodurch das Einschlafen erleichtert wird.
Beim Einschlafen und während des folgenden Schlafs wird die gleiche Art von EEG registriert wie im Wachzustand. Die Registrierung erfolgt bei sog. Kurzzeit-Schlaf-EEGs, die für praktische Zwecke völlig ausreichend sind, über durchschnittlich eine ¾ Stunde. (Das Langzeit-Schlaf-EEG, das z. B. während einer ganzen Nacht aufgezeichnet wird, ist mehr für theoretische Zwecke und für die Aufzeichnung von Anfällen von Bedeutung.)

2.7.4.6 Schlafentzugs-EEG

Von einigen Spezialisten wird ein sog. Schlafentzugs-EEG als Provokationsmethode empfohlen. Dabei müssen die Patienten in der Regel während der ganzen Nacht vor dem geplanten Wach- oder Schlaf-EEG völlig wach bleiben. Wegen der erheblichen Belastung des Patienten sehen wir von dieser Methode ab, zumal im anschließenden Schlaf-EEG epileptische Aktivität nicht öfter als im Schlaf-EEG ohne Schlafentzug registriert wird. Außerdem können durch Schlafmangel Anfälle provoziert werden.

2.8 Computer-Tomographie

Die wahrscheinlich wichtigste medizinische Entwicklung seit der Entdeckung der Röntgenstrahlen stellt die Computer-Tomographie dar. Während es sich bei der Elektroencephalographie um die Darstellung der Funktionen des Hirns handelt, wird mit der Computer-Tomographie dessen Struktur abgebildet.
Bei dieser Methode wird mittels eines Röntgenstrahls und eines gegenüberliegenden Detektors die Dichte des Hirns in verschiede-

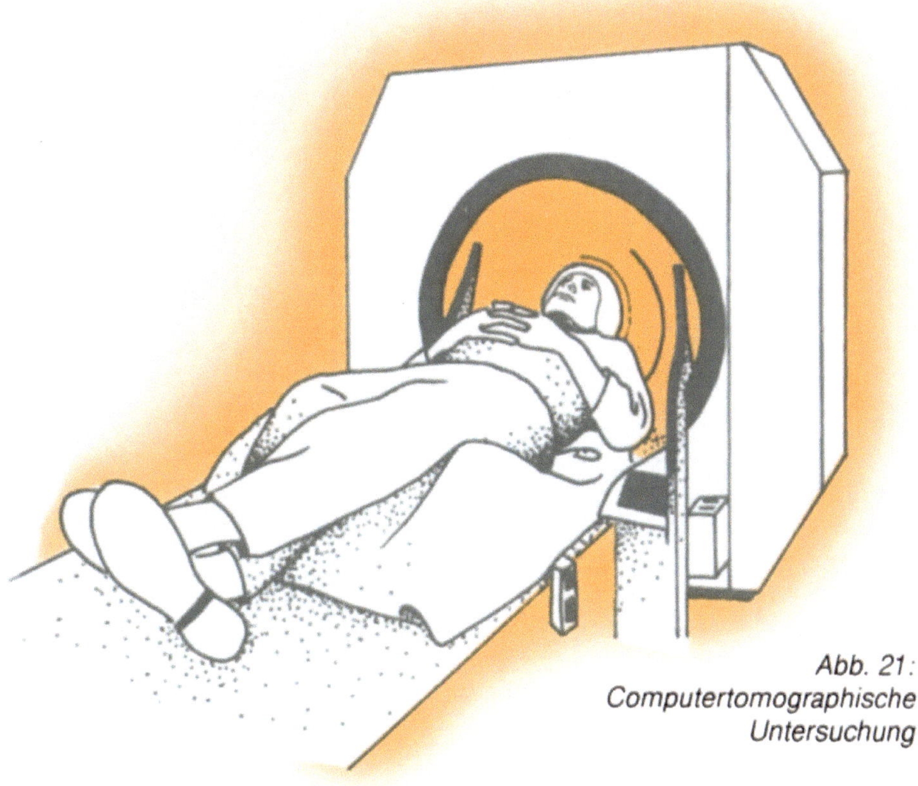

Abb. 21: Computertomographische Untersuchung

nen Ebenen gemessen. Durch Drehung des Apparats werden Tausende von solchen Dichtemessungen durchgeführt (Abb. 21). Diese Meßwerte werden in einen Computer eingegeben und anschließend wieder zu einem Bild zusammengesetzt (Abb. 22). Dadurch wird es möglich, Aufnahmen des Hirns in verschiedenen Tiefen anzufertigen. Die Strahlenbelastung des Patienten ist minimal, und die Methode ist absolut schmerzfrei, da das Gerät den Patienten überhaupt nicht berührt.

Allerdings muß der Kranke einige Minuten absolut ruhig liegen, was bei Säuglingen und Kleinkindern bzw. unruhigen Erwachsenen Schwierigkeiten bereitet. Solche Patienten müssen daher ein Beruhigungsmittel erhalten, manchmal ist auch eine Aufnahme unter Narkose notwendig.

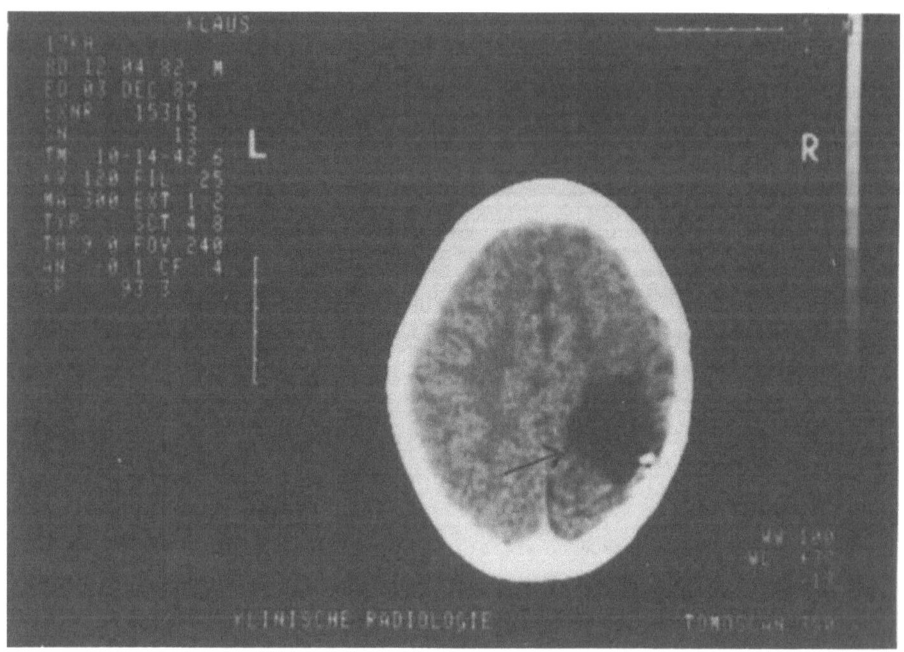

Abb. 22: Hohlraum (Cyste) rechts im Computer-Tomogramm bei einem Anfallskranken

Da diese Methode hohe Kosten verursacht, kann sie nur in begründeten Fällen eingesetzt werden. So ist sie nicht notwendig bei allen idiopathischen Epilepsien, da bei diesen keine Hirnschäden zu erkennen sind.

Gut geeignet ist die Computer-Tomographie bei den symptomatischen Anfallsformen, d. h. denen, die durch einen Hirnschaden entstanden sind. Solche Hirnschäden kann man mit dieser Methode oft sehr gut nachweisen. So lassen sich Erweiterungen der Hirnkammer oder der äußeren Liquorräume (Hydrocephalus, d. h. „Wasserkopf"), Hohlräume (Zysten) (Abb. 22), Hirnschrumpfungen (Atrophien) und Hirnmißbildungen gut sichtbar abbilden.

Eine ganz besondere Bedeutung kommt der Methode für den Nachweis bzw. den Ausschluß eines Hirntumors zu, der ebenfalls zu epi-

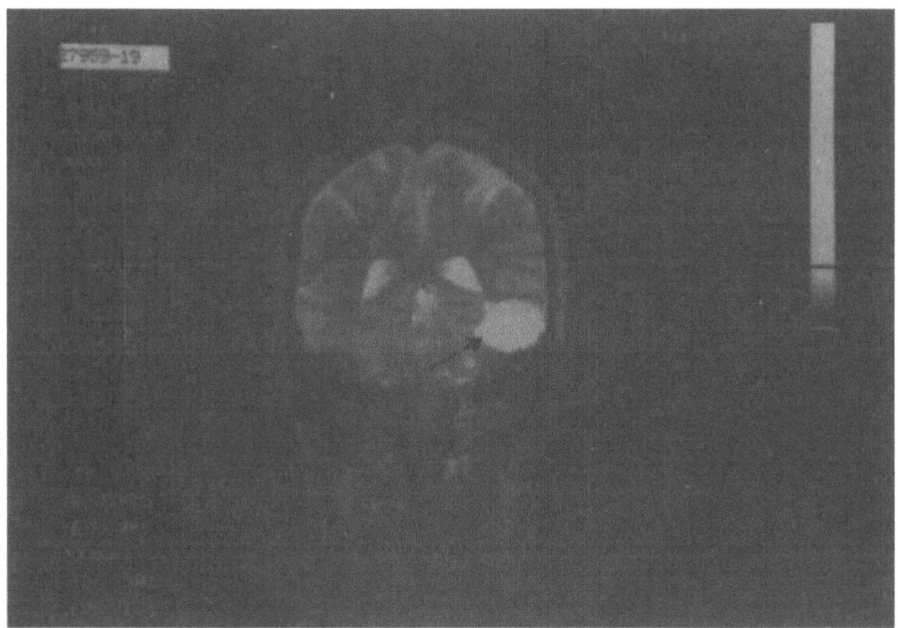

Abb. 23: Hirngeschwulst (Tumor) links temporal im Magnetresonanz-Tomogramm bei einem Anfallskranken

leptischen Anfällen führen kann. Die Diagnose eines Hirntumors ist aber besonders wichtig, da dieser rechtzeitig erkannt und — sofern möglich — entfernt werden muß.

2.9 Magnetresonanz-Tomographie (Kernspin-Tomographie)

Diese Untersuchungsmethode ist der Computer-Tomographie sehr ähnlich, da auch damit die Struktur des Hirns dargestellt wird (Abb. 23 und 24). Die Aufnahmen beider Methoden ähneln sich daher ebenfalls sehr, weisen aber auch Unterschiede auf. Die Dichtemessungen bei der Magnetresonanz-Tomographie erfolgen nicht durch Röntgenstrahlen, sondern mit Hilfe eines Magnetfeldes. Auch hierbei werden die Meßwerte durch einen Computer wieder zu einem Bild des Hirns zusammengesetzt. Das Gerät wird daher auch

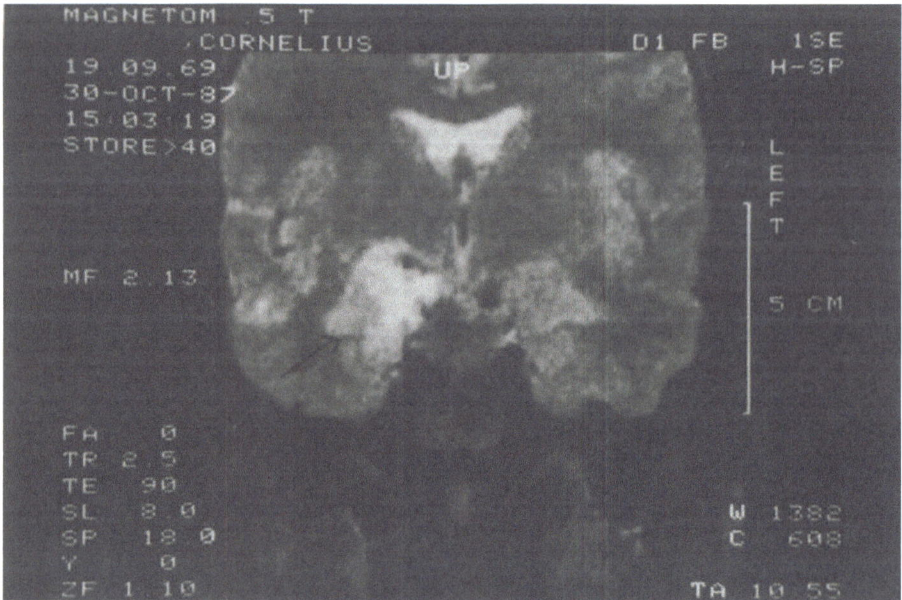

Abb. 24: Hirngeschwulst (Tumor) rechts temporal im Magnetresonanz-Tomogramm bei einem Anfallskranken

für die gleichen Aufgaben eingesetzt, ergibt aber z. B. bei den komplexen Partial-Anfällen wesentlich bessere Ergebnisse. Eine Untersuchung mit diesem Gerät ist noch teurer, so daß sie nur angewandt werden soll, wenn wesentlich neue diagnostische Ergebnisse zu erwarten sind.

2.10 Sonstige instrumentelle Methoden

Es gibt noch einige weitere instrumentelle Untersuchungsverfahren (Angiographie[1], Szintigraphie[2], Pneumencephalographie = Luftfül-

[1] Röntgenologische Darstellung der Blutgefäße nach Einspritzen eines Kontrastmittels

[2] Darstellung der Hirngefäße mit radioaktiv markierten Substanzen

lung der Hirnkammern, Sonographie = Darstellung des Hirns mittels Ultraschalls, Positronenemissions-Tomographie = Untersuchung des Hirnstoffwechsels usw.), die teilweise durch die bereits genannten Verfahren ersetzt worden sind; sie sollen daher hier nur genannt, aber nicht im einzelnen erörtert werden.

2.11 Psychologische Untersuchung

Bei den symptomatischen Epilepsien liegt eine Hirnschädigung unterschiedlicher Schweregrade vor, die nicht nur zu Anfällen, sondern auch zu Intelligenzminderungen führen kann. Für die Frage, in welcher Weise das Kind bzw. der Erwachsene gefördert werden muß, ist die Ermittlung der Schwere des Intelligenzdefekts wichtig. Diese ist auch von Bedeutung für die Entscheidung, ob ein Kind den Regel- oder einen Sonderkindergarten, eine Regelschule (Hauptschule, Realschule, Gymnasium) oder eine Sonderschule besuchen soll. Auch für die Berufsfindung und ein eventuelles Studium ist oft die Bestimmung des Intelligenzquotienten notwendig. Diese Intelligenztests werden im Ramen einer psychologischen Untersuchung durchgeführt.
Infolge der Hirnschädigung und anderer Ursachen (z. B. Fehlerziehung, Unterbringung in nicht optimal geleiteten Institutionen, medikamentöse Behandlung) liegen bei den Patienten mit einer symptomatischen Epilepsie — in geringem Maße teilweise auch bei den idiopathischen — manchmal auch Verhaltensstörungen, Persönlichkeits- oder Wesensänderungen vor. So sind die Kranken manchmal konzentrationsschwach, von geringer Ausdauer, leicht ablenkbar, unruhig oder verlangsamt, von geringer Initiative, schwer zu motivieren usw. Auch diese Symptome müssen exakt untersucht werden, wofür zahlreiche unterschiedliche Testmethoden zur Verfügung stehen. Eine derartige psychologische Untersuchung ist deswegen notwendig, damit — sofern möglich — eine gezielte Behandlung eingeleitet werden kann. Allerdings muß man bedenken, daß

eine Behandlung psychischer Störungen infolge eines Hirnschadens auch ihre Grenzen hat.

2.12 Bewertung diagnostischer Methoden

Die wichtigsten Methoden für die Diagnose einer Epilepsie stellen die Erhebung einer exakten Vorgeschichte, die neurologische Untersuchung und die Elektroencephalographie dar. Sie sind in der Regel für die Abklärung einer genetisch bedingten Epilepsie völlig ausreichend. Die übrigen Verfahren sind den symptomatischen Epilepsien vorbehalten, bei denen sie je nach Bedarf — nicht etwa alle routinemäßig — angewandt werden sollten.

3. Behandlung (Therapie)

Hinsichtlich der Behandlung der Epilepsien unterscheiden wir:

- Langzeitbehandlung
- Anfallsbehandlung.

Bei der Langzeitbehandlung werden Medikamente verordnet, damit es nicht zu erneuten Anfällen kommt. Die Anfallsbehandlung dient zur Unterbrechung eines gerade stattfindenden Anfalls selbst.

3.1 Langzeitbehandlung

Es sollen zunächst einige *allgemeine Behandlungsrichtlinien* aufgeführt werden:

3.1.1 Wann wird behandelt?

In der Regel wird nach einem einzelnen Anfall nicht behandelt, weil es möglich ist, daß sich im Leben des Patienten nur dieser eine Anfall ereignet. Man kann eine Ausnahme dann machen, wenn das EEG deutlich spezifisch verändert ist, so daß die Wahrscheinlichkeit sehr groß ist, daß ein weiterer Anfall vorkommt. Dies trifft vorwiegend für große epileptische Anfälle zu. Auch ist es möglich, daß bestimmte EEG-Veränderungen (auch ohne Anfälle) Störungen der Aufmerksamkeit und des Reaktionsvermögens verursachen, die z. B. zu Schwierigkeiten in Schule oder Beruf führen können. In solchen Fällen wird man sich eher zu einer Behandlung entschließen.
Es wird auch meist nicht behandelt, wenn sich die Anfälle in sehr großen Abständen — z. B. länger als 1 Jahr — ereignen. Auch hierbei

sind Ausnahmen möglich, nämlich dann, wenn ein Anfall in sozialer Hinsicht besonders ungünstige Auswirkungen hat. So wird eine Behandlung z. B. bei einem Richter, Anwalt, Lehrer, Pfarrer, Politiker usw., bei denen ein Anfall vor einem Publikum ungünstigere Auswirkungen haben kann, eher eingeleitet werden müssen als bei einem Patienten, der ausschließlich am Schreibtisch arbeitet. Manchmal wird auch eine Behandlung eingeleitet, um dem Patienten den Führerschein zu erhalten.
Auch der Anfallstyp ist natürlich von Bedeutung. Ein großer epileptischer Anfall ist natürlich ungünstiger als z. B. ein sensibler Jackson-Anfall zu bewerten. Auch die tageszeitliche Bindung der Anfälle ist wichtig; so sind nächtliche Anfälle als günstiger anzusehen als solche, die sich nur am Tage ereignen; allerdings muß man bedenken, daß selbst dann, wenn die Anfälle bisher ausschließlich nachts beobachtet wurden, auch einmal ein solcher am Tag vorkommen kann.

3.1.2 Ambulante oder stationäre Behandlung?

Die allermeisten epileptischen Anfallsleiden können ausschließlich ambulant behandelt werden. Dies ist um so eher möglich, als — neben der Erhebung der Vorgeschichte und einer neurologischen Untersuchung — auch sämtliche instrumentellen (EEG, evtl. Computer-Tomogramm, Magnetresonanz-Tomogramm usw.) und andere Untersuchungen (augenärztliche Untersuchung, Laboruntersuchungen usw.) ambulant durchgeführt werden können. Eine stationäre Behandlung ist natürlich bei komplizierten Fällen angezeigt, die ambulant nicht anfallsfrei werden, oder bei Patienten mit gehäuften Anfällen; so muß im Falle eines Status epilepticus (Anfallsserie mit Bewußtlosigkeit auch zwischen den Anfällen) schnell gehandelt werden. Auch eine Hormonbehandlung bei bestimmten Anfallstypen des Kindesalters wird in der Regel zunächst stationär eingeleitet.

3.1.3 Wer soll behandeln?

Nach einem ersten Anfall wird in der Regel der Hausarzt bzw. Kinderarzt aufgesucht. Diese werden zur Klärung oder Bestätigung der

Anfallsart bzw. des Anfallstyps und zur Durchführung verschiedener zusätzlicher Untersuchungen (z. B. EEG) zum Neurologen (oder Kinderneurologen) überweisen, der dann auch die Behandlung einleitet. Hausärzte und Spezialisten arbeiten in der Regel eng zusammen, da z. B. bei Auftreten eines erneuten Anfalls meist der Hausarzt als erster hinzugezogen wird. Er muß daher über die Untersuchungsbefunde und die eingeleitete Behandlung durch den Spezialisten informiert sein.
In komplizierten Fällen wird der Neurologe bzw. Kinderneurologe zu einem Epileptologen — einem für Epilepsie spezialisierten Arzt — weiter überweisen, wobei wiederum eine enge Zusammenarbeit erfolgen muß.

3.1.4 Wichtigste Aufgabe des Arztes

Die wichtigste Aufgabe des Arztes besteht darin, vorwiegend anhand der Vorgeschichte — und anderer Untersuchungen — den genauen *Anfallstyp* zu klären (s. Kap. 2). Zunächst müssen epileptische von nichtepileptischen Anfällen abgegrenzt, dann muß unter den epileptischen Anfällen der Anfallstyp ermittelt werden. Dies ist absolut wichtig, weil einzelne Anfallsformen mit unterschiedlichen Medikamenten behandelt werden müssen. Ganz sorgsam müssen sog. Gelegenheitskrämpfe von chronischen Epilepsien unterschieden werden, da den Gelegenheitskrämpfen eine Grundkrankheit (z. B. Hirnentzündungen, Hirnblutungen) zugrunde liegt, die — oft umgehend — ebenfalls behandelt werden muß.

3.1.5 Zu welchem Zeitpunkt soll behandelt werden?

Der Patient soll sich unmittelbar nach dem ersten Anfall einem Arzt vorstellen. Dies ist wichtig, weil es sich — wie eben beschrieben — um einen Gelegenheitskrampf gehandelt haben kann, dessen zugrunde liegende Grundkrankheit manchmal einer sofortigen Behandlung bedarf. Dies trifft nicht nur für große epileptische Anfälle, sondern auch für lokalisierte Anfälle zu.
Eine sofortige Vorstellung ist auch deswegen notwendig, weil der erste Anfall sehr leicht, der zweite schon wesentlich schwerer verlau-

fen kann. Bei Schülern muß außerdem geklärt werden, ob sie vielleicht von bestimmten Sportarten befreit werden müssen; bei Berufstätigen — z. B. Maurern, Dachdeckern, Berufskraftfahrern — ist zu überlegen, ob sie nicht an einem anderen Arbeitsplatz ihres Betriebs eingesetzt werden müssen.
Viele Ärzte haben den Eindruck, daß manche Anfallstypen um so schlechter zu behandeln sind, je länger der Anfallsbeginn zurückliegt. Daher soll man mit einer Behandlung nicht allzu lange warten.

3.1.6 Womit wird behandelt?

Die übergroße Mehrzahl der Patienten muß — sofern eine Behandlung angezeigt ist — mit Medikamenten behandelt werden. Es stehen verschiedene Mittel zur Verfügung, die aber nicht bei jedem Anfallstyp gleich gut wirksam sind. Es gibt sogar Medikamente, die bei einer Anfallsform ausgezeichnet wirksam sind, bei einer anderen dagegen Anfälle begünstigen können. Die Behandlung muß also mit ganz bestimmten Medikamenten erfolgen; gerade deshalb ist vor jeder Behandlung die genaue Klärung des Anfallstyps notwendig.
Lassen Sie sich wegen einer gesicherten Epilepsie keinesfalls homöopathisch behandeln! Es sind schlimme Anfallshäufungen beobachtet worden, wenn die vom Arzt verordneten Medikamente abgesetzt und mit homöopathischen Mitteln, die in keinem Fall wirksam sind, behandelt wurde.

3.1.7 Ziel der Behandlung

Ziel der Behandlung ist es, Anfallsfreiheit zu erreichen. Moderne Medikamente ermöglichen dies in der überwiegenden Mehrzahl der Fälle.

3.1.8 Behandlung mit der Minimaldosis

Die erste Phase der Behandlung stellt eine Zeit des vorsichtigen, sorgfältigen Experimentierens dar. Bei dieser Vorgehensweise wählt der Arzt das für den Anfallstyp geeignete Medikament aus und bemüht sich, mit der geringstmöglichen Dosis *(Minimaldosis)* Anfallsfreiheit zu erzielen.

Der Arzt wird z. B. von einem bestimmten Medikament 2 x ½ bzw. 3 x ½ Tablette verordnen in der Hoffnung, daß keine Anfälle mehr auftreten. Kommt es wieder zum Anfall, der nötigenfalls von den Angehörigen selbst unterbrochen werden kann (s. Kap. 3.2), wird in der Regel die Dosis um eine weitere ½ Tablette, bei Erfordernis — nach nochmaligem Anfall — um zusätzlich ½ Tablette erhöht. So kann man bis zur *Maximaldosis* verfahren, d. h. der Menge von Tabletten, die gerade noch ohne Nebenwirkungen vertragen wird.
Natürlich wäre die Wahrscheinlichkeit, eine sofortige Anfallsfreiheit zu erzielen, größer, wenn man sofort mit einer höheren Dosis behandeln könnte. Diese günstige Wirkung würde aber dadurch erheblich gemindert, daß die Möglichkeit des Auftretens von Nebenwirkungen wesentlich größer wäre, die das Allgemeinbefinden des Patienten erheblich beeinträchtigen könnten.

3.1.9 Monotherapie

Monotherapie bedeutet, daß möglichst mit einem einzelnen Medikament Anfallsfreiheit erzielt werden soll. Eine solche Behandlung ist deswegen richtig, weil bei Kombination mehrerer Medikamente diese nicht selten sich gegenseitig nachteilig beeinflussen, indem sie in ihrer Wirksamkeit abgeschwächt oder auch ungewollt verstärkt werden können. Auch werden bei Kombinationstherapie Nebenwirkungen häufiger als bei Monotherapie beobachtet. Dazu kommt, daß man beim Auftreten von Nebenwirkungen häufig nicht weiß, welches Medikament dafür verantwortlich ist. Außerdem ist bei Verordnung mehrerer Medikamente in sehr niedriger Dosis möglicherweise keines wirksam, weil die nötige Medikamentenkonzentration im Blut nicht erreicht wird.

3.1.10 Wechsel des Medikaments

Hat man ein Medikament bis zur Maximaldosis gesteigert, ohne daß eine erhebliche Anfallsminderung bzw. Anfallsfreiheit erzielt wurde, wird unter Reduktion dieses Medikaments ein anderes mit allmählich ansteigender Dosierung eingesetzt. Auch hierbei wird der Arzt — je nach Anfallsschwere — mit der Minimaldosis des neuen Mittels

Anfallsfreiheit zu erreichen versuchen; bei weiteren Anfällen muß dieses Mittel eventuell wieder bis zur Maximaldosis gesteigert werden.

3.1.11 Kombinationsbehandlung

Zeigt es sich, daß mit einem Mittel zwar keine Anfallsfreiheit, aber zumindest eine erhebliche Anfallsreduktion erzielt werden kann, kann man auch zwei Medikamente miteinander kombinieren. Dabei kann das eine u.U. bis zur Maximaldosis gesteigert werden, das andere wird nur bis zur Minimaldosis gegeben. Wenn es notwendig erscheint, können aber auch beide in der Höchstdosis gegeben werden.
Der Arzt wird vorher sorgfältig erwägen, daß Nebenwirkungen eventuell schon bei niedriger Dosis auftreten können, falls die möglichen Nebenerscheinungen der beiden Medikamente sich addieren. Nach sorgsamer Abwägung von Vor- und Nachteilen wird er in bestimmten Fällen aber sogar auch einmal eine Behandlung mit drei Mitteln durchführen.

3.1.12 Einnahmemodus

Die Medikamente müssen in der Regel 2 x, einzelne 3 x täglich, Präparate aus der Medikamentengruppe der Benzodiazepine möglichst 4 x täglich, einige gegebenenfalls auch nur 1 x täglich genommen werden. Beachten Sie daher genau die von Ihrem Arzt gegebenen Anweisungen. Wird ein Mittel, das an sich 3 x täglich verabreicht werden muß, 2 x oder 1 x pro Tag eingenommen, kann es für einige Stunden zu einem derartigen Absinken der Medikamentenkonzentration im Blut kommen, daß ein Anfall ausgelöst wird. Um Nebenwirkungen — z. B. Magenbeschwerden — zu verhindern, sollen die Medikamente während oder nach den Mahlzeiten (Frühstück, Abendbrot, evtl. Mittagessen) genommen werden. Ist jemand aus irgendwelchen Gründen gezwungen, die Mittel vor den Mahlzeiten zu nehmen, kann er dies tun, sofern er keine Leibschmerzen bekommt. Natürlich ist eine zweimalige Einnahme günstiger als eine dreimalige, da es in der Schule und im Beruf oft unpraktisch ist, mittags Medikamente einzunehmen.

3.1.13 Individuelle Dosierungen

Die optimale Medikamentendosis muß für jeden einzelnen Patienten erarbeitet werden. Sofern eine Anfallshäufung nicht eine anfängliche hohe Dosis erfordert, wird immer mit der Minimaldosis begonnen, die für jedes Medikament — je nach Alter und Gewicht des Kranken — bekannt ist. Dann wird bis zur Anfallsfreiheit gesteigert bzw. — falls dies notwendig ist — auf ein anderes Medikament übergegangen. Selbst bei gleichaltrigen Patienten mit denselben Anfallstypen und derselben Anfallsschwere können ganz unterschiedliche Medikamentendosen — manchmal auch ganz andere Medikamente — erforderlich sein. Unser Ziel ist, mit der geringstmöglichen Dosis Anfallsfreiheit zu erzielen. Dies gelingt allerdings nur in einem Teil der Fälle; bei anderen muß notwendigerweise höher dosiert werden.

3.1.14 Langzeitbehandlung

Bei cerebralen Anfallsleiden stellt jede Behandlung mit Medikamenten eine Langzeittherapie dar. In der Regel muß ein anfallsfreies Intervall von mindestens 3 Jahren erreicht sein, ehe die Dosis der Medikamente allmählich reduziert werden kann. Da die Medikamente nur in kleinen Dosen verringert werden dürfen, vergehen unter optimalen Bedingungen 4—5 Jahre, bis die Medikamente völlig weggelassen werden können. Kommt es wieder zu einem Anfall, verlängert sich notwendigerweise die Zeit bis zu einer möglichen Medikamentenreduktion wieder um den genannten oder einen ähnlichen Zeitraum. Sofern im EEG noch deutliche krampfspezifische Aktivität nachweisbar ist, empfiehlt es sich, mit der Medikamentenreduktion noch abzuwarten.

3.1.15 Regelmäßige Medikamenteneinnahme

Es kann nicht genug betont werden, wie wichtig eine regelmäßige Medikamenteneinnahme ist. Wird die Einnahme vergessen oder werden die Medikamente bewußt nicht genommen, so ist die Wahrscheinlichkeit groß, daß erneut Anfälle auftreten. Diese Gefahr ist um so größer, wenn die Medikamente schlagartig weggelassen werden, da erneute Anfälle — sog. Entzugskrämpfe — auftreten können. Ist ein Patient öfter unsicher, ob er die Medikamente genommen hat oder nicht, sollte er sich eine sog. Medikamenten-Dosette in der Apotheke besorgen. Es handelt sich dabei um ein Kästchen, das für die 7 Tage der Woche je ein Fach besitzt; jeder Tag ist nochmals in 4 Fächer unterteilt. So kann man die für eine Woche benötigten Medikamente gleich zu Beginn der Woche verteilen und wird darauf aufmerksam, wenn an einem Tag ein Kästchen einmal nicht geleert worden ist.

3.1.16 Was tun, wenn einmal eine Dosis nicht genommen wurde?

Man kann so verfahren, daß man die Medikamente bei der Entdeckung des Fehlers sofort nimmt und die andere Einnahmezeit etwas hinausschiebt. Bei niedriger Dosierung der Medikamente bzw. bestimmten Mitteln (Fragen Sie Ihren Arzt!) ist es auch möglich, bei dem nächsten Einnahmetermin die vergessenen Medikamente zusätzlich zu nehmen. Bei höherer Dosis ist davon abzuraten, weil leichte Nebenwirkungen entstehen können.

3.1.17 Müssen die Einnahmezeiten exakt eingehalten werden?

Sofern möglich, sollen die Medikamente jeweils zu denselben Zeiten genommen werden. Wenn dies aus äußeren Gründen einmal nicht möglich ist, ist eine Verschiebung um ½ oder 1 Stunde meist ohne Gefahr möglich, zumal die meisten Medikamente relativ langsam ausgeschieden werden.

3.1.18 Medikamente und andere Erkrankungen

Gerade bei fieberhaften Erkrankungen ist es notwendig, die Medikamente regelmäßig in der gewohnten Dosierung zu nehmen, zumal durch Infekte Anfälle hervorgerufen werden können. Besonders bei Kindern bereitet dies oft Schwierigkeiten, da die Kinder bei Infekten keinen Appetit haben und zum Erbrechen neigen. In solchen Fällen soll die notwendige Medikamentendosis in jeweils kleineren Mengen in einem Zeitraum von 10 bis 15 Minuten gegeben werden.
Bei Erbrechen können unterschiedliche Maßnahmen nötig werden:

Erbricht der Patient unmittelbar nach Medikamenteneinnahme, kann man davon ausgehen, daß die Medikamente mit erbrochen wurden; manchmal sind die Tabletten im Erbrochenen nachweisbar. In diesem Fall sollten sie noch einmal in der gewohnten Dosis gegeben werden. Liegt die letzte Medikamenteneinnahme ½ Stunde oder länger zurück, sind die Tabletten wahrscheinlich schon resorbiert bzw. in den Darm gelangt, so daß eine normale Wirkung zu erwarten ist. Bei schweren Fällen von Erbrechen muß der Arzt — eventuell im Rahmen einer stationären Behandlung — die Medikamente gegebenenfalls intravenös oder intramuskulär durch Injektion zuführen. Dies ist oft nicht einfach, weil nicht von allen Medikamenten eine flüssige, injizierbare Form zur Verfügung steht und deshalb möglicherweise vorübergehend andere Präparate als Ersatz gegeben werden müssen. Die für die Behandlung des fieberhaften Infekts notwendigen Medikamente (z. B. fiebersenkende Mittel, Antibiotika) können in der Regel ohne Bedenken zusätzlich gegeben bzw. genommen werden. Vom Paracetamol wird berichtet, daß es Anfälle begünstigen könne; diese Wirkung scheint aber relativ gering zu sein.

Ähnliche Probleme ergeben sich beim Durchfall, der nicht selten auch mit Erbrechen einhergeht. Dabei kommt es meist zusätzlich zu einer Störung der Aufnahme der Medikamente vom Magen-Darm-Kanal in den Körper. Es muß daher die Grundkrankheit möglichst intensiv behandelt werden, um so bald wie möglich normale Verhältnisse herzustellen. Gelingt dies nicht, müssen die Medikamente ebenfalls vorübergehend durch Injektionen verabreicht werden.

3.1.19 Medikamentenspiegel

Die Wirksamkeit der Medikamente ist nicht in erster Linie von der Anzahl der verabreichten Tabletten, sondern von ihrer Konzentration im Blut abhängig. Diese wiederum hängt ab vom Gewicht der Patienten, von der Aufnahmefähigkeit des Magen-Darm-Trakts gegenüber dem Medikament, dessen Abbau und Ausscheidung durch Leber und Niere. Diese Konzentration kann durch Abnahme einer kleinen Menge Blutes bestimmt werden.

Medikament (chemische Bezeichnung)	mittlerer Medikamenten-Spiegel µg/ml
Carbamazepin	4 — 10
Ethosuximid	40 — 100
Phenobarbital	10 — 40
Phenytoin	5 — 20
Primidon	5 — 12
Valproat	60 — 120

Tab. 2: Mittlere Blut-Spiegel der wichtigsten Medikamente

In Tab. 2 sind die sog. Normalspiegel verschiedener Medikamente aufgeführt. Diese Spiegel besagen, daß ein Medikament in dieser Konzentration bei der Mehrzahl der Patienten wirksam ist, ohne Nebenwirkungen zu entfalten. Dies bedeutet aber nicht, daß ein Medikament nur wirksam ist, wenn die Konzentration in diesem Bereich liegt. Es ist ohne weiteres möglich, daß ein Mittel bei niedrigerer Konzentration oder auch einmal erst bei höherer Konzentration zur Anfallsfreiheit führt. Solche Spiegel kann man ohne weiteres akzeptieren, sofern keine Nebenwirkungen bzw. — bei niedrigen Werten — keine erneuten Anfälle auftreten. Die sog. Normalspiegel stellen daher nur Durchschnittswerte dar, die — unter den eben genannten Voraussetzungen — unter- oder überschritten werden können.

Diese Medikamentenspiegel brauchen keineswegs routinemäßig bestimmt zu werden. Man sollte dies dann tun, wenn ein Medikament trotz ausreichender Dosis nicht wirksam ist, ferner bei notwendiger Dosiserhöhung trotz hohen Medikamentenspiegels, bei Auftreten von Nebenwirkungen, bei Verdacht auf Nichteinnahme des Medikaments, bei Vorkommen von Anfällen bei schon relativ hoher Dosis — z. B. bei Kombinationsbehandlung — und während der Schwangerschaft, da während dieser Zeit relativ niedrig dosiert werden soll.

3.1.20 Elektroencephalographie und Behandlung

Die Elektroencephalographie (vgl. Kap. 2.7) hat nicht nur für die Diagnosestellung, sondern auch für die Behandlung der Epilepsie eine Bedeutung. So ist es z. B. nach Anfallsminderung oder erzielter Anfallsfreiheit wichtig zu wissen, ob noch krampfspezifische Aktivität im EEG nachweisbar ist. Diese Information ist deshalb bedeutsam, weil die Wahrscheinlichkeit, daß es zu neuen Anfällen kommt, bei noch vorhandener Krampfaktivität größer ist, als wenn diese fehlt. Außerdem konnte festgestellt werden, daß — selbst bei völliger Anfallsfreiheit — noch vorhandene generalisierte Aktivität und sogar bestimmte fokale spezifische Potentiale zum Zeitpunkt ihres Auftretens und auch noch einige Sekunden danach oft mit einer verminderten Reaktions- und Wahrnehmungsfähigkeit verbunden sind; bei Kindern können daraus Schulschwierigkeiten, bei Erwachsenen berufliche Probleme entstehen. Es empfiehlt sich daher in solchen Fällen — selbst bei vorhandener Anfallsfreiheit —, die Medikamentendosis etwas zu erhöhen, um diese spezifische Aktivität nach Möglichkeit aus dem EEG zu eliminieren. Dies sollte allerdings nur geschehen, wenn dadurch keine Nebenwirkungen verursacht werden.

Bei der Planung und auch bei der Durchführung einer *Medikamentenreduktion* sollten EEG-Kontrollen durchgeführt werden, da bei Vorkommen von Spitzenaktivität die Möglichkeit eines Rückfalls größer ist. In solchen Fällen wird man vorsichtiger reduzieren bzw. zunächst keine weitere Reduktion vornehmen.

3.1.21 Medikament und Anfallstyp

In Tab. 2 finden Sie die Medikamente mit ihrer chemischen Bezeichnung aufgelistet, wobei wir nur die wichtigsten Mittel berücksichtigt haben. In Tab. 3 ist aufgeführt, bei welchen Anfallstypen die einzelnen Medikamente in der Regel angewandt werden. Es handelt sich dabei nur um eine ganz grobe Aufzählung, die nicht für jeden Fall Gültigkeit hat. Bei komplizierten Fällen sind eventuell andere oder seltener angewandte Mittel notwendig, die in der Tabelle gar nicht aufgeführt wurden. Auch sind in manchen Fällen Medika-

Anfallstyp	Medikament
Rolandi-Epilepsie	Carbamazepin, Phenytoin
sonstige idiopathische fokale Epilepsien	Carbamazepin, Phenytoin
einfache symptomatische fokale Epilepsien	Carbamazepin, Phenytoin
komplexe fokale Epilepsien	Carbamazepin, Phenytoin
gutartige Neugeborenen-Krämpfe	Phenobarbital
Absencen (Pyknolepsie)	Valproat, (Succinimide)
juvenile Absencen	Valproat, (Succinimide)
juvenile myoklonische Epilepsie	Valproat, (Succinimide)
Aufwach-Grand mal	Valproat, Primidon, Phenobarbital
BNS-Krämpfe (West-Syndrom)	ACTH, Benzodiazepine
Lennox-Gastaut-Syndrom	Valproat, Benzodiazepine, ACTH, evtl. Komb. mit Phenobarbital, Carbamazepin, Phenytoin
Neugeborenen-Krämpfe	Phenobarbital
Grand mal (außer Aufwach-Grand mal)	Carbamazepin, Phenytoin, Primidon, Phenobarbital, evtl. Valproat
Fieberkrämpfe	Phenobarbital, Primidon, evtl. Valproat

Tab. 3: Anfallstypen und die wichtigsten dabei verwendeten Medikamente

mentenkombinationen angezeigt, die hier ebenfalls nicht berücksichtigt werden konnten. Auf keinen Fall sollen die Tabellen eine Anleitung zur Selbstbehandlung sein; eine Behandlung muß immer gemeinsam mit dem Arzt erfolgen.

3.1.22 Nebenwirkungen

Wie jedes Medikament können auch antiepileptische Mittel zu Nebenwirkungen führen.
Nebenwirkungen unter Antiepileptika treten durchschnittlich relativ selten auf; in keinem Fall sind sie eine Begründung dafür, auf eine Behandlung überhaupt zu verzichten. Man soll aber wissen, daß solche Nebenwirkungen möglich sind, damit man bei deren Auftreten informiert ist. Benachrichtigen Sie bei ihrem Vorkommen unbedingt Ihren Arzt, selbst wenn es sich einmal herausstellen sollte, daß das betreffende Symptom nicht auf die Medikamente zurückzuführen ist. Kommt es zu Nebenwirkungen, sind diese oft leichter Natur, so daß sie toleriert werden können; in diesem Fall wird die Behandlung in der ursprünglichen Dosis fortgesetzt. In anderen Fällen muß die Dosis des Medikamentes reduziert, in manchen aber das Präparat sofort abgesetzt und möglicherweise durch ein anderes ersetzt werden. Überlassen Sie die Entscheidung darüber Ihrem Arzt!
Wenn Sie den Zettel lesen, der Ihrer Medikamentenpackung beiliegt, so werden sie über die Vielzahl der möglichen Nebenwirkungen überrascht sein. Lassen Sie sich davon nicht entmutigen! Viele der aufgeführten Nebenwirkungen kommen nur sehr selten vor, so daß man damit von vornherein nicht rechnen muß. Fassen Sie diese Auflistung einfach als Information auf und berichten Sie Ihrem Arzt, falls Sie tatsächlich ein solches Symptom beobachten sollten.
Es ist hier natürlich nicht möglich, alle eventuell vorkommenden Nebenwirkungen aufzuführen. Es sollen daher nur die wichtigsten — eingeteilt nach den verschiedenen Körperregionen — genannt werden.

3.1.22.1 Zentralnervensystem

Einige Medikamente — besonders Barbiturate und Primidon — können einen dämpfenden Effekt haben; die Patienten sind müde, träge, verlangsamt in ihren Bewegungen und im Denken, apathisch usw. Diese Medikamente können aber — besonders bei Kleinkindern — auch einen umgekehrten Effekt haben: Sie verursachen dann Erregung, Unruhe, Schlaflosigkeit, leichte Störbarkeit usw. In solchen Fällen muß man die Konzentration der Medikamente im Blut bestimmen. Manchmal werden sich erhöhte Werte ergeben, jedoch können die genannten Nebenwirkungen — meist in geringerer Ausprägung — auch bei sog. Normalwerten vorkommen.
Bei einigen Medikamenten (Phenytoin, Carbamazepin) kann es bei höherer Dosierung zu Schwindel, Gangstörung, Doppeltsehen usw. kommen. Wiederum ist eine Medikamentenspiegelbestimmung notwendig; aber selbst bei im Bereich der Norm liegenden Werten muß die Dosis reduziert werden, bis die Symptome verschwunden sind. Geschieht dies nicht, kann es, z. B. unter Phenytoin, zu bleibenden Störungen kommen, die auch bei Absetzen der Medikamente nicht mehr verschwinden.

3.1.22.2 Pheripheres Nervensystem

Bei sehr langer Behandlung in hoher Dosierung kann es zu einer Schädigung der die Gliedmaßen versorgenden Nerven kommen (Polyneuropathie), die durch eine Gangunsicherheit und eventuell Schmerzen in den Gliedmaßen offenbar wird. Durch die Bestimmung der sog. Nervenleitgeschwindigkeit, die dann herabgesetzt ist, kann die Diagnose bestätigt werden.

3.1.22.3 Haut

Fast jedes Medikament kann — meist in den ersten Wochen der Behandlung — zu einem Hautausschlag (Exanthem) führen, der masern- oder scharlachähnlich sein oder mit Pusteln oder Bläschen einhergehen kann; meist besteht dabei Juckreiz. Die meisten dieser Ausschläge sind relativ harmlos und verschwinden, sobald die Dosis reduziert bzw. die Medikamente abgesetzt werden, was öfter notwendig ist. In *Einzelfällen* können aber schwerste Hautveränderungen vorkommen (z. B. exfoliative Dermatitis[1], Stevens-Johnson-Syndrom[2], Lyell-Syndrom[3]), die lebensgefährlich sein können, daher ein sofortiges Absetzen der Medikamente und sonstiger Behandlungen erfordern.

Valproat führt bei einem kleinen Teil der Patienten zu *Haarausfall,* der aber — ohne Medikamentenreduktion — meist von selbst aufhört. In Einzelfällen muß die Dosierung reduziert, nur vereinzelt das Mittel abgesetzt werden. Von einigen Ärzten ist ein totaler Haarausfall beschrieben worden. Aber auch in solchen Fällen wachsen die Haare nach Weglassen des Medikaments immer wieder nach.

Unter Phenytoin tritt nicht selten eine leichte *Behaarung* des Körpers auf, was für Mädchen und Frauen unangenehm sein kann. Es handelt sich dabei aber nur um einen kosmetischen Effekt, der später nach Absetzen des Medikaments verschwindet.

3.1.22.4 Blut

Einige Medikamente können zu einer Verminderung der weißen Blutkörperchen *(Leukopenie)* führen. Sofern Werte — was selten vorkommt — von 3.000 bis 2.500 unterschritten werden, muß die Dosierung reduziert und möglicherweise das Medikament abgesetzt werden.

Auch die Zahl der roten Blutkörperchen kann vermindert sein, woraus sich eine Blutarmut *(Anämie)* ergibt. Es können verschiedene Formen der Anämie vorkommen, die auch eine unterschiedliche Therapie benötigen. Deswegen sind Blutbildkontrollen im Abstand von jeweils ¼ Jahr notwendig.

[1] Hautausschlag, oft in Verbindung mit einer Vergrößerung von Leber und Milz sowie mit Fieber und Gelbsucht

[2] Knötchen- und bläschenförmiger Hautausschlag mit eitriger Bindehaut- und Hornhautentzündung und Blasenbildung in Nase, Rachen, Mund, verbunden mit Gelenkschmerzen und Fieber

[3] Allgemeine Hautrötung, die wie verbrühte Haut aussieht, mit Übelkeit, Fieber und allgemeiner Schwäche. Das Krankheitsbild ähnelt einer schweren Verbrennung

Namentlich durch Valproat kann es zu einer Verminderung der Blutplättchen *(Thrombozytopenie)* kommen, die zu einer allgemeinen Blutungsneigung führen kann. Der erste Hinweis darauf besteht häufig darin, daß z. B. durch einen Stoß vermehrt Blutergüsse („blaue Flecken“, Hämatome) an der Haut sichtbar werden. Sofern eine Thrombozytenzahl von 80.000 pro mm^3 unterschritten wird, muß die Dosis reduziert bzw. das Mittel abgesetzt werden.

Schließlich kann durch eine toxische Schädigung des Knochenmarks die Zahl bestimmter weißer Blutkörperchen (Granulozyten) abnehmen, so daß eine Abwehrschwäche des Körpers entsteht; dadurch kann es zu einer Blutvergiftung (Sepsis) oder anderen schweren Erkrankungen mit Fieber, Lymphknotenschwellungen usw. *(Agranulozytose),* d. h. Fehlen der Granulozyten, kommen. In diesen Fällen, die sehr gefährlich, aber glücklicherweise selten sind, ist ein sofortiges Absetzen des Mittels und eine stationäre Behandlung notwendig.

3.1.22.5 Leber

In einer größeren Anzahl der Fälle ist unter antiepileptischer Behandlung ein Leberenzym (rGT)[1] vermehrt nachweisbar; gelegentlich können auch mehrere dieser Enzyme betroffen sein. In fast allen Fällen ist dies nicht Ausdruck einer Leberschädigung, sondern Folge einer Stimulierung durch die angewandten Medikamente, wodurch es zur vermehrten Bildung dieser Enzyme kommt (Enzyminduktion). Man braucht in diesen Fällen absolut nichts zu tun.

Eine schwere Leberschädigung mit oft ungünstigem Ausgang ist eigentlich nur bei einem einzigen Medikament (Valproat) zu befürchten, und zwar im ersten Viertel- bis maximal halben Jahr der Behandlung. Betroffen sind meist junge, schwer hirngeschädigte Kinder, die mit mehreren Medikamenten behandelt werden. Man überprüft daher unter Valproat-Behandlung z. B. anfangs alle 8, nach 6 Wochen alle 14 Tage, nach $\frac{1}{4}$ Jahr — bis zu $\frac{1}{2}$ Jahr nach Behandlungsbeginn — alle 4 Wochen die sog. „Leberwerte“ und führt andere

[1] Glutamat-Transaminase

Labortests durch, damit bei deren Veränderung das Mittel sofort weggelassen werden kann. Auch bei Auftreten bestimmter klinischer Symptome (Apathie, Blässe, Gelbsucht usw.) sollte — sofern sie Folge einer Leberschädigung sind — das Medikament sofort weggelassen und eine stationäre Behandlung veranlaßt werden.

3.1.22.6 Bauchspeicheldrüse (Pankreas)

Dasselbe Mittel (Valproat) kann in seltenen Fällen zu einer Entzündung der Bauchspeicheldrüse mit Leibschmerzen und Erbrechen führen. Die Diagnose kann durch die Bestimmung eines Enzyms (Amylase, Diastase) im Blut gestellt werden. Das Medikament muß sofort abgesetzt werden.

3.1.22.7 Mißbildungen

Werden die antiepileptischen Medikamente während der Schwangerschaft genommen, kann es zu Mißbildungen (z. B. Herzfehler, Lippen-Kiefer-Gaumen-Spalte) beim Kind kommen. Diese Mißbildungshäufigkeit liegt bei etwa 6 %, also doppelt so hoch wie in der Normalbevölkerung mit etwa 3 %. Allerdings sind auch vermehrt Mißbildungen bei Kindern epileptischer Mütter beobachtet worden, die während der Schwangerschaft keine Medikamente genommen haben, so daß Mißbildungen nicht immer Folge des Mittels sein müssen. Jedenfalls ist zu raten, notwendige Medikamente während der Schwangerschaft so niedrig wie möglich zu dosieren, wobei es allerdings auch nicht zu Anfällen kommen soll. Ist die Frau jung, soll mit einer Schwangerschaft gewartet werden, bis die Medikamente nach 3jähriger Anfallsfreiheit reduziert und abgesetzt werden können.

3.1.22.8 Rachitis (Englische Krankheit)

Fast alle antiepileptischen Mittel können — in seltenen Fällen — zu einer Rachitis bzw. einer sog. Osteomalazie (Knochenerweichung) führen. Die Mittel bewirken eine Enzymduktion (s. Kap. 3.1.22.5), wodurch Vitamin D verstärkt abgebaut wird. Dieses Vitamin bewirkt an sich den Einbau von Kalk in den Knochen; dieser Vorgang findet bei vermindertem Angebot von Vitamin D nicht mehr oder nur in geringem Maße statt. Dadurch kommt es zur „Englischen Krankheit". Die Symptome verschwinden, wenn — ohne Reduktion der Medikamentendosierung — Vitamin D_3 verabreicht wird.

3.1.22.9 Einige besondere Symptome

Unter Succinimiden wird selten ein unangenehmer *Schluckauf* beobachtet, der tagelang anhalten kann. Manchmal führt die Verordnung von Biperiden zum Erfolg.
Während der Verordnung von Valproat wird gelegentlich *Einnässen* beobachtet bei Kindern, die ohnehin Probleme damit hatten; die Ursache ist nicht bekannt.
Dasselbe Mittel führt bei einem kleinen Anteil der Patienten zu einer *Appetitsteigerung,* wodurch das Körpergewicht zunimmt; Mädchen und Frauen leiden darunter oft erheblich. Lediglich Nahrungsreduktion bzw. — wenn möglich — Verminderung der Medikamentendosis führt zum Erfolg.
Bei etwa 50 % der Patienten, die Phenytoin nehmen, ist eine Zahnfleischwucherung *(Gingivahyperplasie)* zu beobachten. Dabei handelt es sich eigentlich ausschließlich um einen kosmetischen Effekt. Sie verschwindet, sobald die Dosierung reduziert bzw. das Medikament weggelassen wird. Allerdings ist manchmal dabei infolge Taschenbildung eine Neigung zu Karies zu beobachten; deshalb wird zweimal täglich gründliches Zähneputzen empfohlen. Diese Gingivahyperplasie kann auch kieferchirurgisch entfernt werden, ist allerdings nach ½ bis ¾ Jahr meist wieder nachweisbar.
Benzodiazepine führen häufig zu einem vermehrten *Speichelfluß,* der vor allem bei geschädigten Kleinkindern, die ohnehin nicht gut schlucken bzw. abhusten können, sehr unangenehm sein kann. Es besteht in solchen Fällen die Gefahr einer Bronchitis bzw. Lungenentzündung. Nur eine Medikamentenreduktion führt zur Besserung des Symptoms.
Unter einigen Antiepileptika wird eine leichte *Verminderung der Schilddrüsenfunktion* beobachtet, die durch verschiedene Tests

nachgewiesen werden kann. Da diese in der Regel nicht zu klinischen Symptomen führt, ist eine Behandlung nicht notwendig. Die Funktion normalisiert sich, sobald die Medikamente nach dem bekannten anfallsfreien Intervall vermindert bzw. schließlich abgesetzt werden.

3.1.22.10 Bewertung des Risikos von Nebenwirkungen

Hier wurde eine Reihe von denkbaren, aber seltenen Nebenwirkungen aufgelistet. Lassen Sie sich durch die Fülle von möglichen Nebenerscheinungen aber nicht verwirren: In den meisten Fällen treten sie nicht auf. Kommen sie doch einmal vor, wenden Sie sich an Ihren Arzt, der die notwendigen Maßnahmen treffen wird.

3.1.23 Absetzen der Medikamente

Nach durchschnittlich 3jähriger Anfallsfreiheit werden die Medikamente allmählich reduziert und schließlich abgesetzt. Dies fällt dem Arzt um so leichter, wenn keine spezifische Aktivität im EEG mehr nachweisbar ist. Ist solche noch vorhanden, ist die Wahrscheinlichkeit größer, daß es bei einer Verminderung der Medikamente zu erneuten Anfällen kommt. In solchen Fällen muß der Arzt entscheiden, was zu tun ist. Er kann — z. B. bei der Registrierung einer geringen spezifischen Aktivität — trotzdem eine Medikamentenreduktion einleiten; er kann aber auch die Behandlung zunächst in der augenblicklichen Dosierung fortsetzen oder — bei schweren Veränderungen — vorübergehend die Medikamente erhöhen, um eine bessere Ausgangslage für eine spätere Verminderung der Dosis zu schaffen.
Die Medikamentenreduktion geht so vor sich, daß man — unter regelmäßiger EEG-Kontrolle — die Dosis im Abstand von jeweils 3 bis 4 Monaten um — je nach Medikament und Anfallsart — ¼, ½ oder 1 Tablette reduziert. Abhängig von der Ausgangsdosis vergeht daher einige Zeit, bis die Medikamente ganz abgesetzt werden können.
Die Reduktion bringt natürlich ein gewisses Risiko mit sich, da mit einer immer geringeren Dosis behandelt wird. Bei einem kleinen Teil der Patienten kann es in dieser Phase wieder zu einem Anfall kommen. In solchen Fällen wird man — auch abhängig vom EEG-

Befund — die Dosis wieder etwas erhöhen und dann eine gewisse Zeit erneuter Anfallsfreiheit abwarten müssen, um die Reduktion fortzusetzen.
In den meisten Fällen jedoch kann man nach kontinuierlicher Medikamentenreduktion die Mittel schließlich absetzen. Auch nach dem Weglassen der Medikamente kann es nochmals zu einem Anfall kommen. In solchen Fällen wird man — jeweils abhängig vom EEG-Befund und dem sozialen Umfeld des Patienten — nicht unbedingt wieder sofort behandeln, da es sich um ein einmaliges Ereignis gehandelt haben kann. Bei gehäuften Anfällen muß eine erneute Therapie eingeleitet werden; dies kommt aber relativ selten vor.
In etwa 10 % der Fälle ist trotz Anwendung der Höchstdosis und Medikamentenkombinationen keine Anfallsfreiheit zu erzielen. Bei solchen Kranken wird jeder Arzt versuchen, durch Anwendung auch seltener und früher schon einmal angewandter Medikamente doch noch zum Ziel zu kommen. Es wird aber ein kleiner Teil der Kranken verbleiben, der über viele Jahre, einige auch während ihres ganzen Lebens, behandelt werden müssen.

3.2 Chirurgische Behandlung

Bei einem Teil der therapieresistenten Fälle, d. h. bei Patienten, die trotz optimaler Behandlung weiterhin an Anfällen leiden, ist eine Operation möglich. Dies gilt aber nur für solche Patienten, bei denen durch verschiedene Untersuchungsmethoden die Stelle des Hirns, von der die Anfälle ausgehen, genau zu lokalisieren ist. Diese Stelle muß auch in einer günstigen Hirnregion liegen, so daß bei deren chirurgischer Entfernung keine oder nur geringe Funktionsausfälle entstehen. Es muß sich auch um einen einzelnen, nicht um mehrere Herde handeln. Eine weitere Vorbedingung ist, daß die Anfälle in großer Zahl vorkommen und der Patient durch diese sozial erheblich belastet wird. Bisher wurden vorwiegend Fälle mit komplexen Partial-Anfällen chirurgisch behandelt, bei denen in der Regel ein Teil des sog. Temporallappens des Hirns entfernt werden muß. Die Behandlungsergebnisse können durchschnittlich als sehr gut bezeichnet werden; bei einem größeren Teil der Operierten wird Anfallsfreiheit oder zumindest eine erhebliche Anfallsminderung erzielt. Im Augenblick werden auch in Deutschland mehrere Zentren eingerichtet, in denen eine Operation solcher Patienten möglich sein wird.

3.3 Anfallsbehandlung

Die Anfallsbehandlung dient zur Unterbrechung langdauernder großer Anfälle und Halbseitenkrämpfe. Bei den kleinen Anfällen ist eine solche Unterbrechung in der Regel nicht erforderlich, abgesehen von seltenen langdauernden Anfällen und Status epileptici (d. h. Anfallsserien ohne Wiederkehr des Bewußtseins).
Langdauernde Anfälle bzw. Anfallsserien großer epileptischer Anfälle (Status epileptici) müssen auf jeden Fall unterbrochen werden, da Lebensgefahr besteht bzw. durch die Anfälle Hirnschäden entstehen können. Es sind zwei Behandlungsmöglichkeiten üblich:

- rectale Behandlung
- intravenöse Behandlung.

3.3.1 Rectale Behandlung

Bei der rectalen Behandlung wird Diazepam mittels eines Klistiers in den After eingebracht, womit man – unter Beachtung der notwendigen Dosis – einen Großteil der Anfälle sogar selbst unterbrechen kann. Ist damit keine Anfallsfreiheit zu erreichen, sollte man nicht lange experimentieren, sondern einen Arzt herbeirufen oder den Kranken sofort in die Klinik bringen.

3.3.2 Intravenöse Behandlung

Im Rahmen der intravenösen Behandlung, die nur vom Arzt vorgenommen werden darf, werden dieselben oder ähnliche Mittel bzw. Phenytoin in ein Blutgefäß (Vene) injiziert, worauf die meisten Anfälle aufhören. Bei den sog. tonischen Anfällen sind Benzodiazepine (z. B. Diazepam) nicht erlaubt, da sie solche Anfälle hervorrufen können. In diesen Fällen wird Phenytoin injiziert, das bei diesem Anfallstyp allerdings auch nur bedingt wirksam ist. In manchen Fällen ist eine intravenöse Dauertropfinfusion unter Zugabe eines antiepileptischen Mittels notwendig. Bei schwersten Status epileptici (Anfallsserien) muß manchmal ein Anästhesist hinzugezogen werden, der die Anfälle durch eine Narkose mit bestimmten Mitteln — oft unter künstlicher Beatmung — unterbrechen kann.

4. Soziale Probleme (Erziehung, Kindergarten, Schule, Beruf usw.)

4.1 Betreuung des Kindes zu Hause

Fast alle anfallskranken Kinder werden — zumindest während der ersten 3 Jahre — ausschließlich zu Hause betreut. Bei uns wie auch in anderen Einrichtungen herrscht die Auffassung vor, daß anfallskranke Kinder *so betreut werden sollen* wie gesunde Kinder auch. Diese Forderung gilt für Kinder mit weitgehend normaler intellektueller Entwicklung, aber auch für solche, die nur eine leichte Hirnschädigung aufweisen. Ebenso sollte für etwas schwerer betroffene Kranke diese Forderung — mit gewissen Ausnahmen — beachtet werden. Eltern, die sich noch nicht hinreichend auf die besondere Situation ihres erkrankten Kindes eingestellt haben, machen oft typische Fehler:

4.1.1 Overprotection (Überfürsorge)

Manche Eltern neigen dazu, ihr krankes Kind ganz besonders intensiv zu betreuen. Aus Angst vor einem Anfall wird das Kind nicht aus dem Auge gelassen; es darf nicht selbst Treppen steigen, nicht allein ins Freie gehen, nicht allein spielen usw. Aus Angst, das Kind zu erregen, werden keine Erziehungsmaßnahmen getroffen. Das Kind kann tun, was es will; Verbote werden nicht oder kaum ausgesprochen.

Eine solche Verhaltensweise ist zwar verständlich, pädagogisch ist sie aber absolut falsch. Gesunde wie kranke Kinder erlangen auf diese Weise ein völlig falsches Weltbild: Sie glauben, daß sie immer im Mittelpunkt stehen müssen, die anderen augenblicklich für sie da sind und sie nichts für die Gemeinschaft beizutragen haben. Sie

werden nicht selten eigenwillig, anmaßend, distanzlos, egozentrisch und letztlich unselbständig. Damit isolieren sie sich selbst von den übrigen Familienmitgliedern bzw. anderen Kindern.
Es ist ebenso verfehlt, solche Kinder — dies gilt übrigens auch für gesunde — „antiautoritär" zu erziehen. Im Gegenteil müssen erkrankte Kinder, gerade auch solche, die etwas konzentrationsschwach, leicht ablenkbar und von geringerer Ausdauer sind, mit gewisser Konsequenz erzogen werden, damit sie trotz persönlicher Schwächen allmählich lernen, ihre Aufgaben mit Ausdauer zu bewältigen und sich in die Gemeinschaft einzuordnen. Sie müssen auch lernen, Enttäuschungen zu ertragen, andererseits aber auch dazu erzogen werden, ihren Fähigkeiten entsprechende Leistungen zu erbringen. Wenn man ihnen alle Schwierigkeiten aus dem Weg räumt, werden sie dazu nie in der Lage sein. Dagegen hilft ihnen eine verständnisvolle und geduldige, aber auch fordernde Erziehung, für ihr Leben als Erwachsene Selbständigkeit zu lernen und auch mit ihrer Krankheit umgehen zu können.

4.1.2 Ehrgeizige Erziehung

Selbst Kinder mit genetisch bedingten Epilepsien, die keinen Hirnschaden aufweisen, wie auch solche mit leichten Hirnschäden leiden häufig an Konzentrationsschwäche, leichter Ablenkbarkeit, geringer Ausdauer usw. Manche fühlen sich auch dadurch behindert, daß sie bei kleinen Arbeiten wie Schnürsenkelbinden, Schreiben, Malen und sportlichen Betätigungen infolge motorischer Störungen Probleme haben. Obwohl sie meist eine normale Intelligenz aufweisen, benötigen diese Kinder für bestimmte Tätigkeiten etwas mehr Zeit als andere; außerdem müssen diese Leistungen von den kranken Kindern öfter geübt werden als von gesunden. Ärzte, Psychologen, Sonderpädagogen, Krankengymnastinnen usw. können dafür wertvolle Anleitungen geben.
Sehr ehrgeizige Eltern empfinden es manchmal beinahe wie eine persönliche Beleidigung, wenn ihre Kinder gleichaltrigen gegenüber die genannten Probleme haben. Sie neigen dazu, mit Härte den Kindern diese Fehlleistungen „auszutreiben", indem sie die Probleme

nicht als krankheitsbedingt, sondern als Folge von Faulheit, Böswilligkeit oder Nachlässigkeit deuten. Auf ein solches Vorgehen reagieren robuste Kinder mit Protest, sie werden unwillig und aggressiv; sensible Kinder werden ängstlich, ziehen sich zurück und fühlen sich unverstanden.
Bei aller Absicht, die Kinder so normal wie möglich zu erziehen, muß man ihre Probleme auch bis zu einem gewissen Grade berücksichtigen. Man soll diese zwar zu bessern oder zu beseitigen versuchen, aber nicht mit Härte, sondern mit Geduld, Ausdauer und Überzeugung. Man muß auch wissen, daß manche Schwierigkeiten nur zum Teil behebbar sind.

4.1.3 Vernachlässigung

Ein schwer geschädigtes epileptisches Kind bedeutet für alle Eltern einen Schicksalsschlag, der häufig nur allmählich verarbeitet werden kann. Für alle verläuft das Leben meist ganz anders, als sie es sich vorgestellt haben. Diese Tatsache zu akzeptieren ist nicht leicht, zumal sie meist eine erhebliche Umstellung der Lebensgewohnheiten erfordert. Namentlich junge Eltern, die das gesamte Leben noch vor sich haben, spüren diese Tatsache besonders hart. Manche können und wollen dieses Schicksal nicht wahrhaben und reagieren — oft unbewußt — aggressiv dem Kind gegenüber. Wenn sie merken, daß bei schwer Geschädigten trotz eifrigen Bemühens eine Zeitlang keine oder nur kleine Fortschritte erzielt werden, resignieren sie und neigen dazu, das Kind zu vernachlässigen. So sehr man diese Verhaltensweise auch verstehen kann, ist sie natürlich falsch, da nur durch geduldige Fortsetzung aller möglichen Maßnahmen Fortschritte erzielt werden können.
Von diesen wenigen Ausnahmen abgesehen, muß man umgekehrt in den meisten Fällen die Reife der Eltern bewundern, mit der sie ihr Schicksal annehmen und — meist unter großen Mühen und Opfern — das Optimale für ihre Kinder zu erreichen versuchen.

4.2 Angehörige

4.2.1 Eltern

Daß die Betreuung schwergeschädigter Kinder für die Eltern eine große Belastung bedeutet, ist offensichtlich. Solche Kinder erfordern mehr Aufmerksamkeit als gesunde, und oft ergeben sich trotz intensiven Bemühens nur langsame Fortschritte. Es besteht auch die Gefahr, daß die Eltern völlig zu Unrecht Schuldgefühle haben und ihre gesamte Zeit ausschließlich dem kranken Kind widmen; dies ist weder für das kranke Kind noch für sie selbst nützlich.
Den Eltern ist daher zu raten, bei aller notwendigen Fürsorge für das kranke Kind auch an sich selbst zu denken. Sie sollen weiter Kontakt mit ihren Freunden und Bekannten pflegen und Veranstaltungen besuchen, d. h. ein nach Möglichkeit normales Leben führen. Durch ein freudloses „Sichverschenken" an die Kinder kann die gesamte Familienatmosphäre erheblich leiden. Dann kann es sogar zu Scheidungen kommen, falls einer der Ehepartner ein solches Dasein nicht ertragen kann. In solchen Fällen kann eine Familientherapie nützlich sein.

4.2.2 Geschwister

Man hat früher angenommen, daß die gesunden Geschwister anfallskranker Kinder unter dem kranken Kind leiden würden. Bei richtigem Verhalten der Eltern ist dies keineswegs der Fall! Es besteht allerdings die Gefahr, daß die Eltern ihre ganze Aufmerksamkeit dem kranken Kind widmen und dadurch — oft unbewußt — die gesunden Geschwister etwas vernachlässigen. Wenn auch das kranke Kind mehr Aufmerksamkeit verlangt, muß man sich selbstverständlich auch den gesunden Kindern widmen und sollte sie nach Möglichkeit in die Betreuung des Kranken mit einbeziehen. Wir haben die Erfahrung gemacht, daß die gesunden Geschwister dafür Verständnis haben und eher eine größere Reife entwickeln, da sie — obwohl sie der Fürsorge der Eltern sicher sind — nicht immer im Mittelpunkt stehen, sondern eine altersangemessene Eigenverantwortlichkeit entwickeln.

4.3 Kindergarten

4.3.1 Regelkindergarten

Die meisten anfallskranken Kinder können wie jedes gesunde Kind einen normalen Kindergarten besuchen. Für Einzelkinder empfiehlt sich ein Kindergartenbesuch besonders, damit das Kind sich in die Gemeinschaft einzuordnen versteht, sich aber auch einmal anderen Kindern gegenüber durchzusetzen lernt. Es muß auch lernen, Frustrationen zu ertragen.
Auch leicht hirngeschädigte Kinder können im Regelkindergarten aufgenommen werden, zumal die gesunden Kinder eine gute Vorbildwirkung haben und das Kind zu einem normalen Verhalten anregen können. Ist die geistige Entwicklung des anfallskranken Kindes aber zu sehr verzögert, so ist ein Besuch eines Regelkindergartens nicht zweckmäßig; wenn das Kind die Anforderungen nicht erfüllt und häufiger versagt, kann es neurotische Verhaltensweisen entwickeln. Außerdem sind die Erzieherinnen nicht für die Betreuung solcher Kinder ausgebildet, so daß keine optimale Förderung erfolgen kann.

4.3.2 Sonderkindergarten für Körperbehinderte

Der Besuch eines Kindergartens für Körperbehinderte ist für solche Kinder zu empfehlen, die neurologische Störungen (z. B. Lähmungen, Mißbildungen) aufweisen. Wir haben mit diesen Einrichtungen die besten Erfahrungen gemacht, zumal sie über geeignetes Fachpersonal (z. B. Krankengymnastinnen usw.) für die Betreuung dieser Kinder verfügen und die Gruppen klein sind, wodurch eine individuellere Betreuung gewährleistet ist. Daher werden manchmal auch leichter neurologisch gestörte Kinder dort untergebracht, die dann meist optimal gefördert werden.

4.3.3 Sonderkindergarten für Geistigbehinderte

In einem Sonderkindergarten für Geistigbehinderte sollen solche Kinder untergebracht werden, die für einen Regelkindergarten nicht geeignet sind, weil ihre geistige Entwicklung stark verzögert ist und/oder sie Verhaltensstörungen zeigen. Manche Eltern wehren sich dagegen, da sie es als persönliches Makel empfinden, ihr Kind einer solchen Institution anzuvertrauen. Eine solche Haltung ist zwar verständlich; sie sollte aber zum Nutzen des Kindes überwunden werden, da in diesen Einrichtungen Spezialisten (Kinderneurologen oder -psychiater, Psychologen, Beschäftigungstherapeuten, Heilpädagogen, Sprachheillehrer usw.) tätig sind, die eine optimale Förderung gewährleisten. Meist werden auch verschiedene Gruppen gebildet, in denen die weniger und die schwerer geschädigten Kinder entsprechend ihrer Leistungsfähigkeit zusammengefaßt werden.

4.4 Schule

4.4.1 Regelschule

4.4.1.1 Besonderheiten für Anfallskranke

Die meisten anfallskranken Kinder können die Regelschule (Grundschule) besuchen. Dort können sie Kontakte und Freundschaften knüpfen und lernen, sich in die Gemeinschaft einzuordnen und sich auch einmal gegenüber anderen durchzusetzen, aber auch Frustrationen zu ertragen.

Durch Konzentrationsschwäche, leichte Ablenkbarkeit, geringe Ausdauer und damit eine gewisse Überforderung haben einige Kinder Leistungsprobleme. Mit diesen Kindern müssen sich die Eltern zu Hause etwas mehr beschäftigen, sie bei den Schularbeiten unterstützen und das Gelernte öfter als bei Gesunden abfragen. Wenn diese Kinder für die Schularbeiten auch durchschnittlich mehr Zeit benötigen, soll natürlich noch genügend Freizeit für Spiel und Entspannung zur Verfügung stehen. Selbst bei Schulschwierigkeiten soll man anstreben, daß das Kind den Schulabschluß erreicht. Bei schlechten Leistungen kann es auch ein- oder zweimal eine Klasse wiederholen; im späteren Leben spielen diese beiden Jahre absolut keine Rolle.

Es stellt sich immer wieder die Frage, ob der Lehrer über das Leiden informiert werden soll oder nicht. Sind seit längerer Zeit keine Anfälle

mehr aufgetreten, so kann man von einer Unterrichtung absehen. Wenn noch ab und zu Anfälle beobachtet werden, sollte allerdings der Lehrer informiert werden. Seine Reaktion kann unterschiedlich sein:
Meist wird er sich um das Kind besonders bemühen, es zur Mitarbeit anregen, Schwierigkeiten zu überwinden versuchen, d. h. das Kind unterstützen. Wir haben aber auch erlebt — Lehrer sind auch Menschen —, daß besonders ehrgeizige Lehrer, die mit der Klasse optimale Leistungen zu erzielen versuchen, solche Kinder manchmal gewissermaßen als Ballast empfinden und bei Bekanntwerden der Krankheit meinen, daß eben keine besseren Erfolge zu erwarten sind. Gelegentlich können sich auch — meist unbewußte — Aggressionen dem Kind gegenüber entwickeln, da es das Leistungsniveau der Klasse senkt. In solchen seltenen Problemfällen sollten die Eltern ohne Scheu das Gespräch mit dem Lehrer, gegebenenfalls auch mit der Schulleitung suchen.

4.4.1.2 Schulsport

Anfallskranke Kinder sollten schon aus psychologischen Gründen so wenig wie möglich aus dem Klassenverband herausgenommen werden. Lediglich vom Schwimmen und Sport am Hochgerät sollten sie befreit werden, da bei einem Anfall die Gefahr des Ertrinkens oder schwerer Verletzungen besteht. Sofern jedoch eine geeignete Person das Kind unmittelbar beaufsichtigen kann, ist auch Teilnahme am Schwimmunterricht möglich. Insgesamt ist eine sportliche Betätigung zu befürworten, da die Kinder körperlich gekräftigt werden und oft auch mehr Selbstbewußtsein entwickeln. Durch die damit verbundene körperliche Belastung kommt es praktisch nie zu vermehrten Anfällen.
Allerdings soll ausgesprochener Streß vermieden werden, so daß die Teilnahme am außerschulischen Wettkampfsport besser unterbleibt. Bei günstig verlaufenden Fällen kann allerdings einmal Fußballspiel in einer Mannschaft erlaubt werden, sofern das Herz eines Jungen daran hängt.
Kommen jedoch in der ersten Zeit der Behandlung noch Anfälle vor,

muß der Kranke eventuell für eine Übergangszeit auch vom Schulsport generell befreit werden.

4.4.1.3 Schulausflüge

Aus psychologischen Gründen lassen wir die Kinder auch an Schulausflügen teilnehmen. In solchen Fällen soll aber die Begleitperson über die Krankheit informiert und eventuell ein Diazepamklistier mitgegeben werden. Solche Ausflüge bringen nämlich die Gefahr mit sich, daß die Kinder durch zahllose Besichtigungen tagsüber einem erheblichen Streß ausgesetzt sind und am Abend nicht rechtzeitig ins Bett kommen bzw. durch den Lärm infolge aller möglichen Späße mit den Mitschülern nicht einschlafen können. Durch Schlafmangel können aber Anfälle ausgelöst werden. Auch die Einnahme der Tabletten kann vergessen werden, besonders dann, wenn die Eltern normalerweise dafür Sorge tragen. Man soll daher den Lehrer informieren, daß er für ausreichenden Schlaf und Fortsetzung der üblichen Behandlung sorgt.

4.4.2 Sonderschule für Lernbehinderte

Sind Kinder für eine Regelgrundschule nicht geeignet, so ist es falsch, sie mühsam von einer zur anderen Klasse zu „schleppen“. Wenn sie immer den Schluß einer Klasse bilden und von den anderen Kindern wegen ihrer schlechten Leistung verspottet werden, entwickeln manche Kinder oft erhebliche Verhaltensstörungen. Einige spielen den Klassenclown oder werden aggressiv, andere ziehen sich zurück und werden depressiv.

Solche Kinder müssen in einer Lernbehindertenschule untergebracht werden. Viele Eltern wehren sich gegen diesen Schultyp, weil ihnen das soziale Milieu dort im Durchschnitt ungünstiger erscheint. Andererseits blühen viele Kinder auf, wenn der dauernde Leistungsdruck und die Versagensangst genommen und durch Erfolgserlebnisse ihr Selbstbewußtsein gestärkt wird. Man soll auch bedenken, daß die Sonderschullehrer eine besondere Ausbildung für die Betreuung solcher Kinder erfahren, so daß eine gezielte Förderung ermöglicht wird. Es muß auch immer wieder darauf hingewiesen werden, daß bei guten Leistungen der Hauptschulabschluß noch erreicht werden kann.

4.4.3 Sonderschule für Geistigbehinderte

Bei schwer hirngeschädigten Kindern ist der Besuch einer Schule für Lernbehinderte nicht möglich, so daß sie in einer solchen für Geistigbehinderte untergebracht werden müssen. Diese sehen ihre wesentliche Aufgabe darin, die Kinder vorwiegend in lebenspraktischen Dingen zu unterrichten, damit sie möglichst ohne fremde Hilfe im täglichen Leben zurechtkommen. In größeren Einrichtungen werden die Kranken je nach ihrer Leistungsfähigkeit verschiedenen Gruppen zugeteilt, so daß auch eine Ausbildung für spezielle Tätigkeiten möglich ist.

4.4.4 Andere Sonderschulen

Bei erheblichen Sehstörungen sollen Sehbehinderten-, bei Hörstörungen Hörbehindertenschulen besucht werden. Auch dort gibt es — je nach Leistungsfähigkeit — meist verschiedene Zweige, in denen die Kinder untergebracht werden können.

4.4.5 Weiterführende Schulen (Realschule, Gymnasium)

Selbstverständlich sollen weiterführende Schulen besucht werden, sofern die Kinder dafür geeignet sind. Als Maßstab kann gelten: solche Schulen sollen dann besucht werden, wenn sie mit nicht allzu großer Anstrengung voraussichtlich absolviert werden können. Es gibt eine große Anzahl von Anfallskranken, die diese Schultypen besucht und auch den Abschluß erreicht haben. Man muß aber bedenken, daß die Anforderungen deutlich höher als in der Hauptschule sind. In Einzelfällen kann es daher auch geschehen, daß die Kranken diesen nicht gewachsen sind und daher wieder in die Hauptschule zurückgehen müssen.

4.5 Beruf

4.5.1 Berufswahl

Aus Gründen der Vorsicht dürfen Anfallskranke drei Berufsarten nicht ergreifen:

- solche, die mit Absturzgefahr verbunden sind (Maurer, Dachdecker usw.)
- solche an schweren ungeschützten Maschinen (z. B. Bohrern, Sägen, Fräsen usw.)
- solche, die mit dem Führen eines Kraftfahrzeugs verbunden sind (Omnibus-, Lastwagen-, Taxifahrer, Kraftfahrzeugschlosser usw.)

Ansonsten können alle Berufe gewählt werden. Die Ausbildung soll wie bei Gesunden nach Möglichkeit in der freien Wirtschaft erfolgen, wozu die meisten Anfallskranken in der Lage sind. Sehr viele Patienten sind heute in allen möglichen Berufen erfolgreich tätig.

4.5.2 Berufsbildungswerk

In Berufsbildungswerken können die Kranken ausgebildet werden, die in der freien Wirtschaft voraussichtlich oder tatsächlich wegen Leistungs- oder Verhaltensproblemen Schwierigkeiten haben. Manche dieser Berufsbildungswerke fühlen sich auch für solche Patienten verantwortlich, die noch gelegentlich an Anfällen leiden. Es ist jedoch zu bedenken, daß in diesen Einrichtungen auch die Berufsschule besucht werden muß, so daß z. B. Patienten mit dem Abschluß einer Lernbehindertenschule dafür in der Regel nicht geeignet sind.

4.5.3 Berufsfindungsjahr

Wagt man nach Abschluß der Schule noch nicht zu entscheiden, wozu ein Patient geeignet ist und ob er überhaupt zu einer normalen Berufsausbildung fähig ist, stehen auch Einrichtungen zur Verfügung, in denen ein sog. Berufsfindungsjahr angeboten wird. Die Jugendlichen werden nacheinander in verschiedenen Berufsgruppen beschäftigt, um zu ermitteln, für welchen Beruf sie sich

eignen oder ob sie für eine normale Berufsausbildung die nötigen Voraussetzungen mitbringen.
Ist vorauszusehen, daß jemand für eine normale Berufsausbildung nicht geeignet ist, gibt es in mehreren Berufsgruppen (z. B. Gärtner) auch verkürzte Ausbildungen, für die auch geringere Anforderungen gestellt werden.
In unserer Behandlung befinden sich etliche Patienten, die für eine Berufsausbildung nicht in Frage kamen, daher als Arbeiter (Hilfsarbeiter) in einem Betrieb tätig sind und dort voll ihren Mann stehen. Da solche Arbeitsplätze aber bei Rationalisierungsmaßnahmen am ehesten gefährdet sind, soll eine solche Tätigkeit erst empfohlen werden, wenn alle anderen Möglichkeiten ausgeschöpft sind.

4.6 Wohngruppen

Für Patienten, deren Leiden sich gebessert hat, die aber aus verschiedenen Gründen noch einer gewissen Betreuung bedürfen, werden häufig Wohngruppen eingerichtet, die z. T. in den üblichen Wohngebieten liegen. Die Kranken besuchen von dort ihre Arbeitsstätten, sind für die Sauberhaltung der Wohnung, teils auch für ihre eigene Verpflegung verantwortlich, haben aber in ihrer Gruppe noch eine ausgebildete Bezugsperson, an die sie sich mit den verschiedenen Problemen wenden können. Von dort können die Patienten — nach Erlernen ausreichender Selbständigkeit — oft wieder in eine eigene Wohnung entlassen werden.

4.7 Behindertenwerkstatt

In Behindertenwerkstätten sind in der Regel geistig behinderte Patienten untergebracht, die infolge ihrer Intelligenzminderungen oder schweren Verhaltensstörungen keine Berufsausbildung absolvieren können. Sie gehen aber auch dort einer sinnvollen beruflichen Beschäftigung für Industriebetriebe nach (leichte Tätigkeiten wie

Zusammensetzen oder Verpacken von Gegenständen). Wir halten eine Unterbringung solcher Kranker in diesen Werkstätten für sinnvoll, da die Patienten sich an eine bestimmte Arbeitszeit und eine kontinuierliche Beschäftigung gewöhnen und ihr Leben dadurch auch einen — wenn auch oft bescheidenen — Sinn erhält.

4.8 Heime

Patienten, die z. B. wegen Fehlens häuslicher Betreuung, noch vorhandener Anfälle oder erheblicher Verhaltensstörungen — zu Hause bzw. in einer Werkstatt nicht untergebracht werden können, werden für längere Zeit in speziellen Einrichtungen (Heime, Anstalten usw.) aufgenommen. Es sind allerdings die Zeiten vorbei, in denen die Patienten dort nur verwahrt wurden. Auch in diesen Einrichtungen werden die Kranken durch Ärzte, Psychologen, Pädagogen, Beschäftigungs- und Sprachtherapeuten, Heilpädagogen usw. behandelt bzw. ihren Fähigkeiten entsprechend gefördert.

4.9 Epilepsiezentren

Epilepsiezentren sind Einrichtungen, in denen für Patienten aller Altersgruppen eine ambulante und stationäre Behandlung sowie eine Langzeit-Betreuung möglich ist. Diese sind instrumentell (Schlaf-EEG, Langzeit-EEG, Oxford-EEG, Telemetrie-EEG, Computer-Tomographie, Magnetresonanz-Tomographie usw.) und personell (Ärzte, Psychologen, Pädagogen, Schwestern, Pfleger, Beschäftigungstherapeuten, Heilpädagogen, Sprachheillehrer) optimal ausgestattet, so daß eine exakte Diagnosestellung und Behandlung des Leidens möglich sind. Meist sind auch Kindergärten, verschiedene Schulen, Werkstätten und teilweise auch Berufsbildungswerke angeschlossen, die eine gezielte Förderung und gegebenenfalls Ausbildung der Patienten ermöglichen. In Epilepsiezentren werden in der Regel schwerer kranke Patienten betreut, deren Leiden außerhalb der Zentren diagnostische oder therapeutische Schwierigkeiten bereiten.

4.10 Studium

Eine ganze Reihe von Anfallskranken hat die verschiedensten Disziplinen studiert und das Studium mit Erfolg abgeschlossen. Nicht geeignet sind wieder Fächer im Hochbau, Maschinenbau, Fahrzeugbau usw., bei denen in der beruflichen Praxis ein Anfall Gefahren mit sich bringt. Für das Studium gelten die gleichen Regeln wie für den Schulbesuch:
Es soll nur dann studiert werden, wenn das Studium mit nicht allzu großer Anstrengung bewältigt werden kann. Der Abschluß des Studiums nützt dem Kranken nichts, wenn er sich dann im Beruf nicht bewährt. Es gibt Kranke, die lieber in einem einfachen Beruf arbeiten, in dem sie sich nicht überfordert fühlen.

4.11 Invalidisierung

Eine Invalidisierung soll man nach Möglichkeit nicht anstreben, da eine Rente derartig intensiv in den Lebensplan eingebaut wird, daß nach ihrer Gewährung eine berufliche Eingliederung kaum noch gelingt. Bei Mißerfolgen in der Behandlung sollte daher in Spezialeinrichtungen möglichst mehrmalige ambulante und stationäre Behandlung durchgeführt werden, durch die sicher einigen Patienten noch geholfen werden kann. Erst nach Ausschöpfen aller Möglichkeiten sollte eine Invalidisierung erfolgen.

4.12 Freizeit

4.12.1 Reisen

Oft wird der Arzt gefragt, ob man überallhin reisen könne. Allgemein gilt die Regel, daß man den Urlaub wegen des Reizklimas nicht an der See und nicht im Hochgebirge verbringen soll. Ein Ferienaufenthalt in

solchen Gebieten wird zwar erfahrungsgemäß meist gesundheitlich vertragen; in einigen Fällen wurde aber auch das erneute Auftreten von Anfällen bzw. eine Anfallshäufung beobachtet. In der Regel ist daher von Reisen in diese Gebiete abzuraten.
Ist noch keine völlige Anfallsfreiheit erreicht, soll man Flugreisen generell vermeiden; ansonsten werden sie meist gut vertragen. Bei Flugreisen über größere Entfernungen in westlicher oder östlicher Richtung ist zu beachten, daß sie größere Verschiebungen der Tageszeiten mit sich bringen. Die damit verbundene Veränderung des Schlaf-Wach-Rhythmus kann zu einer Erhöhung der Anfallsbereitschaft führen. Eine Gefahr birgt auch die Tatsache, daß innerhalb weniger Stunden oft erhebliche Temperatur- und Klimaunterschiede bewältigt werden müssen. Die Kranken sollen daher am Urlaubsort während der ersten drei Tage hinsichtlich ihrer Aktivitäten besonders zurückhaltend sein, damit sie sich erst an die neue Umgebung gewöhnen können. Für die Rückreise gelten dieselben Empfehlungen.

4.12.2 Sport

Die Aussagen über den Schulsport (s. Kap. 4.4.1.2) gelten auch für den Sport im Erwachsenenalter. Es ist — außer Schwimmen und Sport am Hochgerät ohne unmittelbare Aufsicht, Boxen, Motor-, Flug-, teils auch Bootssport — die Ausübung nahezu jeder Sportart möglich. Wir befürworten Sport, da er eine kräftigende Wirkung auf Körper und Seele hat; die Kranken werden meist selbstbewußter, entwickeln eine gewisse Leistungsbereitschaft und lernen — z. B. beim Mannschaftssport —, sich in die Gemeinschaft einzuordnen. Wegen des damit verbundenen Stresses raten wir — von einigen Ausnahmen abgesehen — vom Wettkampfsport in der Regel ab.

4.13 Gründung einer Familie

4.13.1 Eheschließung

Für die Eheschließung gilt die Regel, daß jeder Anfallskranke heiraten kann, sofern er aufgrund seiner geistigen und seelischen Verfassung fähig ist, eine Ehe zu führen und auch finanziell für die Familie zu sorgen. Diese Voraussetzungen treffen nicht für alle Anfallskranken zu! Andererseits bietet die Ehe für viele Sicherheit, Geborgenheit und vermittelt ein erhöhtes Selbstwertgefühl, so daß sie eine günstige Auswirkung haben kann. Auch eine Ehe unter zwei Anfallskranken ist unter denselben Voraussetzungen möglich; allerdings sollte dann auf Kinder verzichtet werden.

4.13.2 Nachkommen

Anfallskranke können Kinder haben, sofern sie in der Lage sind, diese zu erziehen und für ihre Ausbildung zu sorgen. Es muß allerdings betont werden, daß die Wahrscheinlichkeit, daß diese Kinder ebenfalls an einer Epilepsie leiden werden, je nach Anfallsart größer als in der Normalbevölkerung ist.

4.13.3 Vererbung

Die Vererbung spielt bei allen Anfallstypen in unterschiedlicher Stärke eine Rolle. Sie ist bei den sog. idiopathischen Epilepsien von größerer Bedeutung, da diese fast ausschließlich durch Vererbung entstehen. Auf diese Gruppe entfallen immerhin etwa ⅓ aller Anfallsleiden. Aber auch bei symptomatischen Epilepsien ist der Erbfaktor — wiederum in unterschiedlichem Maße — in Betracht zu ziehen.
Hinsichtlich der Vererbung des Leidens auf die Kinder sollte man folgendes wissen:
Zunächst ist die Wahrscheinlichkeit sehr groß, daß sich die Kinder völlig normal entwickeln. Kommt es zu einer Vererbung auf die Kinder, kann man eine krampfspezifische Aktivität oft nur mittels des EEGs nachweisen; diese führt aber nur bei jedem 40. Kind zu Anfällen. Bei den meisten verschwindet diese Aktivität nach der Pubertät allmählich, ohne daß jemals ein Anfall beobachtet wird.
Bei etwa 3—4 % der Kinder kommt es zu Anfällen, die dann behandelt werden müssen. Insbesondere bei erbbedingten Epilepsieformen kann man im allgemeinen feststellen: Sind die Krankheitserscheinungen bei den Eltern leichterer Natur, so sind auch bei den Kindern meist nur leichte Symptome zu erwarten. Eine derartige erb-

bedingte Erkrankung ist also kein Grund, nicht zu heiraten und keine Kinder zu haben. Zwei Anfallskranke mit idiopathischer Epilepsie sollten aber keine Kinder haben, weil das Risiko einer Schädigung sehr hoch ist.

Bei den symptomatischen Epilepsien, die in erster Linie durch äußere Erkrankungen hervorgerufen werden, ist die Wahrscheinlichkeit, daß die Kinder ebenfalls erkranken, noch geringer, etwa 0,9 bis 1,6 %. Geistige und psychische Leistungsfähigkeit vorausgesetzt, sind diese Anfallsformen prinzipiell also auch kein Grund, auf Kinder zu verzichten.

Die Eltern eines anfallskranken Kindes möchten oft wissen, wie groß die Wahrscheinlichkeit ist, daß ein weiteres Kind ebenfalls an Anfällen erkrankt. Sie ist auch bei den erbbedingten Epilepsien größer als bei den symptomatischen Formen, ist aber mit 4,3 % immer noch relativ gering. Dagegen weist aber ein großer Teil der Geschwister von Patienten mit idiopathischer Epilepsie ebenfalls krampfspezifische Aktivität im Wach- und Schlaf-EEG auf (bis 71 %), ohne kaum jemals zu erkranken.

4.14 Impfungen

Eine Impfung gegen die üblichen Erkrankungen ist sinnvoll, denn die Erkrankung selbst stellt in jedem Fall eine größere Belastung für den Kranken dar. Man soll aber nach Möglichkeit einen Zeitraum abwarten, in dem der Betroffene anfallsfrei ist. Verzichten sollte man auf Keuchhusten- und Pockenimpfungen, weil diese in seltenen Fällen zu zentralnervösen Komplikationen führen können. Bei Fernreisen stehen manchmal die Cholera-, Typhus- und andere Impfungen zur Diskussion. Hinsichtlich dieser Impfungen sollte man zuvor einen Spezialisten befragen.